Thomas Eberl

Gesund durch Energie und Lebensfreude

Thomas Eberl

Gesund durch Energie und Lebensfreude

Fit und vital mit dem Eberl-Erfolgsprogramm!

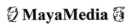

Die Informationen, die in diesem Buch vermittelt werden, wurden nach bestem Wissen und Gewissen aufgezeichnet. Sie sollen nicht den ärztlichen Rat oder ärztliche Hilfe ersetzen. Eine Haftung des Autors und des Verlags für etwaige Schäden, die sich auf den Gebrauch oder Missbrauch des in diesem Buch präsentierten Materials ergeben, ist ausgeschlossen.

**Für meine Eltern
Helga und Xaver Eberl**

MayaMedia im Internet:
www.mayamedia.de

2. Auflage 2008
Veröffentlicht im MayaMedia Verlag, Coburg
© MayaMedia GmbH Verlag Dr. Andreas Gößling, Coburg 2004
Alle Rechte der Verbreitung, auch durch Funk, Fernsehen, fotomechanische Wiedergabe, Tonträger jeder Art und auszugsweisen Nachdruck sowie der Übersetzung, sind vorbehalten.
Redaktion: Anne Löhr-Gößling
Illustrationen: Yvonne Pöpperl
Herstellung und Druck: grafik + druck GmbH, München
Printed in Germany
ISBN 978-3-9809573-0-4

Inhalt

EINLEITUNG 7

MIT LEICHTIGKEIT ZU MEHR ENERGIE UND
AUSDAUER 17
Wie unser Körper Fett verbrennt 19
Mit niedrigem Puls den Fetttank anzapfen 22
Der optimale Laufstil: sanft und gelenkschonend 32
System-Check 39
Ohne Füße geht nichts 40
Weitere Ausdauersportarten zur Fettverbrennung 44
Auf einen Blick 47

KRAFTTRAINING FÜR JEDERMANN UND JEDEFRAU 49
Kraft durch Bewusstsein 53
Aufrecht sitzen: Eine intensive Kraftübung 54
Das Dreier-Trainings-Prinzip 58
Variationen des Dreier-Trainings 65
Das Prinzip der minimalen Kontinuität 78
Auf einen Blick 79

AUSGLEICHS- UND BEWEGLICHKEITSTRAINING 81
Mit der richtigen Beckenbewegung zum Ausgleich 84
Der Sinn regelmäßiger Dehnung 87
Mit der Dorn-Methode Wirbel und Gelenke gesund erhalten 92
Weitere Übungen zum Wohlbefinden 95
Von östlichen Techniken lernen 97
Gehirn-Ausgleichstraining 102
Auf einen Blick 106

ERNÄHRUNG: EINFACH, ABER RICHTIG   109
Auszugsmehl und Vollkorn   111
Zucker und glykämischer Index   116
Kohlenhydrate, Fett und Eiweiß richtig
kombinieren   121
Milch, Wasser und Salz   125
Alkohol - ja oder nein?   129
Nahrungsergänzung - ja oder nein?   130
Durch Fasten im Körper aufräumen   132
Die richtige Reihenfolge der Speisen   133
Auf einen Blick   134

MENTALE ENTSPANNUNG UND BEWUSSTSEIN   137
Die innere Stimme wieder hören   138
Ziele setzen   140
»In der Ruhe liegt die Kraft«   143
Regelmäßigkeit durch Rituale   151
Auf einen Blick   155

AUSBLICK: DIE LEBENSFREUDE WECKEN   157

ANHANG   163
Mein perfekter Tag   163
Literatur   164

EINLEITUNG

Manche Zeit wird uns entrissen, manche unvermerkt entzogen, manche fließt fort. Doch am schändlichsten ist der Verlust, der aus Unachtsamkeit geschieht.
Seneca, »Moralische Briefe«

Die Zeit spielt für unser Leben die alles entscheidende Rolle. Unsere Lebenszeit ist begrenzt und unwiederbringlich. Was dies konkret bedeutet, können Sie sich mit einem einfachen Hilfsmittel vor Augen halten. Nehmen Sie ein Metermaß aus Papier zur Hand, wie es sie in großen Möbelhäusern kostenlos gibt, und entrollen Sie es in seiner Länge von hundert Zentimetern. Jeder Zentimeter steht für ein Lebensjahr, d.h. Sie gehen großzügig von einem langen, erfüllten Leben aus. Nun schneiden Sie so viele Zentimeter ab, wie Sie an Jahren alt sind: Der Rest steht für die Ihnen verbleibende Zeit bei einer angenommenen Lebensdauer von hundert Jahren. Das Ergebnis kann schon mulmige Gefühle bereiten, oder?

Wir wollen nicht nur noch eine möglichst lange Strecke vor uns haben, sondern sie soll auch schön sein. Alt werden soll nicht heißen, langsam zu sterben, sondern aktiv und gesund zu leben.

Und Sie? Wollen Sie leben oder langsam sterben? Sie müssen sich entscheiden. Ich kenne viele Vierzig-, Fünfzig- oder Sechzigjährige, die glaubten, ihren Lieblingssport aufgeben zu müssen, weil die Bandscheibe oder die Knie nicht mehr mitspielten. Mit meinem Programm konnte ich ihnen beweisen, dass dies keineswegs so sein muss. Niemand muss aus Altersgründen aufhören, Ski zu fahren oder Tennis zu spielen.

> **Praxisbeispiel:
> Gewichtsabnahme**
>
> Peter Bartsch, 43, Rundfunkberater, wandte sich mit der Bitte an mich, ihn bei seinem Gewichtsproblem zu helfen. Als er mich aufsuchte, brachte er bei einer Körpergröße von 1,92 Meter 130 Kilo auf die Waage. Hinzu kam, dass er durch einen Motorradunfall ein schwerwiegendes Knieproblem hatte.
> In einem ausführlichen Gespräch stellten wir gemeinsam ein individuelles Trainingskonzept auf. Was dann passierte, war unglaublich: Innerhalb der nächsten zwei Wochen verlor er acht Kilo Körpergewicht, weil er täglich eine Stunde auf einem Indoor-Fahrrad trainierte. Nun war für ihn der Zeitpunkt gekommen, um mit dem Lauftraining zu beginnen. Wir kombinierten mit diesem ein gemäßigtes Kraft- und Beweglichkeitstraining, was zu hervorragenden Synergieeffekten führte: Herr Bartsch sprühte vor Energie.
> Ein weiterer positiver Nebenaspekt war, dass er durch die sportlichen Aktivitäten ein völlig neues Essverhalten entwickelte. Es war eine Freude, diesen Prozess zu beobachten.

Todesursache Nummer eins in der westlichen Welt sind die Herz-Kreislauf-Erkrankungen. Sie gehen zurück auf einen Lebensstil, der durch Bewegungsarmut, schlechte Ernährung, Übergewicht, Ruhelosigkeit und Stress gekennzeichnet ist. Wollen wir lange in Gesundheit leben, müssen wir hier ansetzen.

Der Aufwand, der erforderlich ist, um auch in fortgeschrittenem Alter körperlich fit zu bleiben, ist nicht groß. Weder muss man täglich stundenlang im Fitnessstudio trainieren noch sich in mühevoll ausgetüftelte Diätstrategien verstricken. Im Gegenteil: Häufig stimmt mich traurig, wie viele Menschen viel Zeit in falsches Training investieren. Der Trend zum Laufen hat nicht nur positive Seiten. Einseitiges Training ist gefährlich, es beschleunigt Verschleißerscheinungen, und dem Körper werden Energien entzogen. Dabei sollte ein durchdachtes Bewegungskonzept Synergien nutzen und *Energien produzieren*. Der Akku darf beim Sport nicht entleert, er muss aufgeladen werden.

Der Schlüssel zum richtigen Programm ist unser Bewusstsein. B*ewusst*sein hat mit Wissen zu tun, in diesem Fall sowohl des Geistes als auch unseres Körpers, der über ein intuitives Wissen verfügt. Wir müssen lernen, in ihn hineinzuspüren, seine Sprache zu verstehen. Dann können wir uns von der Krankheit verabschieden.

Die meisten Menschen verfügen nur über ungefähr die Hälfte ihres potenziellen Energie-Leistungsspektrums. Wenn man aber, insbesondere bei fortgeschrittenem Alter, auf einem niedrigem Energie-Level von nicht mehr als 50 bis 60 Prozent lebt, ist schnell der Punkt erreicht, wo bei Stress unverzüglich Krankheit auftritt. Über das Bewusstsein kann man sich das eigene Energie-

Das Bewusstsein: der Schlüssel zur Gesundheit

Leistungsspektrum vergegenwärtigen und erhöhen. Wenn wir uns in unseren Körper hineindenken und auf diese Weise ein gesundes Körperbewusstsein entwickeln, werden wir die Ursachen von Problemen und Verschleißerscheinungen erkennen und darauf so reagieren, dass wir auch noch in hohem Alter das Leben ohne Abstriche genießen.

Im Gegensatz zu dem, was die meisten anderen Gesundheits- und Fitnessprogramme propagieren, reichen dazu wenige, ganz einfache Verhaltensweisen. Und dies ist keine Theorie. Ich spreche aus einer vielfältigen Praxis, in der ich als Coach nicht nur Spitzensportler, sondern auch ganz normale Menschen betreut habe.

Pseudowissen durch erfahrenes Wissen ersetzen

Heutzutage meinen die meisten Menschen zu wissen, was gesund ist. Aber was heißt eigentlich »wissen«? Wer Bücher über den Sinn von regelmäßiger Bewegung liest, deren Thesen er mit dem Verstand nachvollzieht, hat gleichwohl noch nicht die Erfahrung am eigenen Körper gemacht. Und auch wenn er dem Autor Schritt für Schritt folgt und seiner Argumentation zustimmt, so »weiß« er noch lange nicht, was das Programm tatsächlich bedeutet. Erst wenn man dieses praktiziert und seine persönlichen Erfahrungen damit macht, »weiß« man Bescheid. Oder um es noch deutlicher zu sagen: Man kann nicht »wissen«, dass Rauchen gefährlich ist, wenn man selber raucht. In diesem Fall ist das Kopfwissen vom Körperwissen getrennt. Es fehlt ein echtes Bewusstsein. Wer sich wirklich die zerstörerische Wirkung des Nikotins im Körper bewusst macht, wer sich in die Zellen hineindenkt, also über eine somatische, d.h. körperliche, Intelligenz verfügt, der wird unverzüglich aufhören zu rauchen.

Wichtig für die Wirksamkeit ist also das Bewusstsein. Wenn jemand gesagt bekommt: »Setz dich gerade hin«, fühlt er sich in seine Kindheit zurückversetzt und entwickelt wahrscheinlich eine Abneigung gegen dieses autoritär wirkende Kommando. Wenn dieser Mensch hingegen erfährt, dass an einer aufgerichteten Wirbelsäule unglaubliche Energiepotenziale entstehen, die ihm das Leben in allen Bereichen leicht und angenehm machen, wird er sich aufgrund dieses Bewusstseins automatisch immer wieder um eine aufrechte Haltung bemühen. Er erfährt dann am eigenen Leib, wie gut ihm die aufrechte Haltung tut, und weil er sich auch weiterhin gut fühlen will, wird er die Übung des Aufrichtens dauerhaft in sein Leben integrieren. Wissen muss das Schein-Wissen ersetzen, das praktische Erfahrungswissen muss das theoretische Kopfwissen ersetzen bzw. ergänzen.

Meine Erfahrungen haben ganz Erstaunliches gezeigt, das im Gegensatz zu dem allgemeinen Lob der körperlichen Anstrengung steht. Während man überall zu hören bekommt, körperliche Fitness und Gewichtsabnahme seien nur durch möglichst intensiven Sport zu erreichen, habe ich in meiner Praxis als Coach die gegenteilige Erfahrung gemacht: Ausdauerfähigkeit und regelmäßige Gewichtsreduktion erreicht man umso leichter, je weniger man sich anstrengt. Wichtig ist die Lust am Körper, an der Bewegung. In jedem Sport steckt ein Suchtpotenzial, das es zu entdecken und zu nutzen gilt.

Schlank und fit ohne Anstrengung

Das Besondere an meinem Programm ist, dass ich sanftes Ausdauertraining kombiniere mit zwei anderen Bereichen, dem intensiven Krafttraining und dem Ausgleichs- bzw. Beweglichkeitstraining. Kaum jemand kombiniert seine Körperübungen aus diesen drei Bereichen: Frauen bevorzugen gymnastische und Yogaübungen zur Steigerung ihrer Beweglichkeit, die ohnehin meist sehr gut ist, und sie vernachlässigen oft den Kraftbereich. Bei Männern ist es genau umgekehrt: Während Krafttraining im Fitnessstudio bei ihnen eine Selbstverständlichkeit ist, bin ich im Yoga-Kurs meist der einzige Mann unter Frauen. Übrigens gibt es in den USA, wo im Sportbereich häufig neue Trends gesetzt werden, mittlerweile Yoga-Kurse nur für Männer. Dort beginnt man auf dieses Ungleichgewicht zwischen Kraft- und Beweglichkeitstraining zu reagieren.

Synergien nutzen

Gerade aber in der Kombination der drei Bereiche ergeben sich für den Körper ungeheure Synergien. Man braucht kein stundenlanges intensives Training mehr, sondern nur einen regelmäßigen, zeitlich bescheidenen Einsatz, um zu maximalen Ergebnissen zu kommen. Ich habe die Bewegungskonzepte, die den drei Bereichen zugrunde liegen, zu Übungsabläufen vereinfacht und daraus Grundübungen entwickelt, die man nach Vorliebe variieren kann, so dass jede und jeder mit einem zeitlich überschaubaren und kräftemäßig individuellen Programm zu einem optimalen Körperzustand gelangt.

Sich einfach und bewusst ernähren

Einfachheit und Bewusstheit sollen auch bei der Ernährung die Hauptkriterien sein. Immer mehr Menschen ernähren sich von schlechten Fastfood-Produkten. Anstatt ihren Körper zu nähren, verstopfen sie seine Zellen mit giftigen Substanzen. Diesen Menschen ist das natürliche Körperbewusstsein abhanden gekommen. Mein Programm setzt auch hier im mentalen Bereich an. Hat man sein Bewusstsein grundsätzlich für eine gute Ernährung geöffnet, verlieren Nährwert- und Vitamintabellen an Bedeutung. Ihr Körper verfügt übrigens bereits über alles nötige Wissen. Sie müssen nur noch hinhören, wenn er seine Wünsche äußert. Dieses intuitive »Körperwissen« nennt man, wie gesagt, in der Fachsprache somatische Intelligenz.

Aus den wesentlichen Bereichen, die unsere körperliche Gesundheit betreffen, habe ich die Essenz aus einer Vielzahl an Übungen herauskristallisiert und so vereinfacht, dass sie in wenigen grundlegenden Bewegungsabläufen zusammengefasst sind. Sie können von jedermann leicht und in den unterschiedlichsten Alltagssituationen angewendet werden, und sie wirken bei jedem – Spitzensportler ebenso wie Hausfrau oder Rentner.

Übungen, die bei jedem wirken

Am Ende eines jeden Kapitels finden Sie eine Übersicht, in der alle Tipps und Übungen noch einmal zusammengefasst sind. Dort sehen Sie auf einen Blick, welche Möglichkeiten Ihnen in dem jeweiligen Themenbereich zur Verfügung stehen. Sie können nach Lust und Laune Ihr individuelles Trainingsprogramm zusammenstellen und dies auch variieren. Ich empfehle Ihnen auszuprobieren und zu spielen. Kombinieren Sie in der einen Woche drei oder vier Übungen miteinander, tauschen Sie die eine oder andere Übung in der folgenden Woche gegen eine neue aus, und finden Sie heraus, welche Ihnen gefällt und gut tut. Eines aber ist dabei zu beachten: Hören Sie nicht auf. Setzen Sie nicht aus. Lassen Sie sich nicht vom Teufel der Bequemlichkeit verführen. Gerade wenn Sie sich schlapp und müde fühlen, helfen Ihnen eine Minute Training oder ein Spaziergang besser als das Abhängen vor dem Fernseher.

Und noch ein Tipp: Im Bereich der körperlichen Fitness konzentrieren Sie sich möglichst nicht auf einen Bereich, sondern kombinieren einige Übungen aus den drei großen Bereichen »Ausdauer«, »Kraft« und »Beweglichkeit«. Sie werden feststellen, wie stark Sie von den Synergien profitieren.

Sparen am falschen Fleck

In Deutschland erlebe ich immer wieder, dass Menschen, die viel Geld für Autos ausgeben, beim eigenen Körper knauserig werden. Da empfinden manche 50 Euro pro Stunde für einen Personal Coach als eine Ausgabe, auf die sie lieber verzichten. Dabei ist die prophylaktische Einstellung auf eine gesund erhaltende Lebensweise ungleich preisgünstiger als spätere Arzt- und Krankenhauskosten. Mein letzter Aufenthalt in Los Angeles hat mir gezeigt, dass die Amerikaner den Zusammenhang begriffen haben: Dort hat fast jeder seinen eigenen Personal Coach.

Man ist gewohnt, sein Auto regelmäßig zu pflegen und warten zu lassen: bei der Inspektion, beim Ölwechsel, in der Waschanlage. Wie steht es mit Ihrem Körper? Wenn Ihr Körper ein gebrauchtes Auto wäre, würden Sie es kaufen? Wenn Sie diese Antwort spontan mit Ja beantworten, brauchen Sie dieses Buch wahrscheinlich nicht. Falls Sie aber zögern, sollten sie es sich unbedingt auf Ihren Nachttisch legen. Es wird Ihr Leben verändern – zum Guten.

Und denken Sie daran: Unser Leben ist wie ein rollender Zug. Je länger er rollt, desto höher ist sein Tempo und desto schwerer ist er zu stoppen. Auf unsere Lebensgewohnheiten übertragen heißt dies nichts anderes, als dass man möglichst früh schlechte Gewohnheiten abwerfen muss. Je länger man damit wartet, sein Leben in eine gute Bahn zu lenken, desto schwieriger wird dies schließlich sein.

Das zu Beginn dieses Kapitels zitierte Beispiel des Herrn Bartsch ist nur eines von vielen Fällen aus meiner Praxis als Coach und Trainer. Ich habe mit Spitzensportlern gearbeitet und mit unsportlichen Menschen, die erstmals im Alter von 60 Jahren den Ehrgeiz entwickelten, sich körperlich fit zu machen. Ich versichere Ihnen, dass in allen Fällen ein Ergebnis am Ende des Fitness-Programms stand, das meine Klienten begeisterte und mich selbst zutiefst zufrieden stellte. Ich möchte diese Zufriedenheit auf ein noch größeres Publikum ausweiten, daher stelle ich Ihnen mit diesem Buch mein Programm vor. Ich verspreche Ihnen, dass Sie die Begeisterung teilen werden, wenn auch Sie nach meiner Methode leben.

Diese umfasst verschiedene Bereiche – Energiegewinnung, Ausgleichs-, Kraft- und Ausdauersport sowie Ernährung und Entspannung – und kombiniert einfache Übungen auf eine Weise, dass Körper und Geist in einen optimalen Zustand versetzt werden. Dass Sie nebenher überflüssige Pfunde verlieren und zu einem ausgeglichenen und glücklichen Menschen werden, ist eine angenehme Begleiterscheinung. Die Besonderheit meines Programms liegt auch darin, dass Sie nichts geben müssen, sondern sehr viel Energie erhalten. Das ist das beste Geschäft Ihres Lebens: Was Sie hier investieren, bekommen Sie tausendfach zurück.

MIT LEICHTIGKEIT ZU MEHR ENERGIE UND AUSDAUER

Haben Sie schon einmal die Innenansicht einer völlig verfetteten Arterie im Querschnitt gesehen? Es ist erschreckend. Übergewicht durch Überfettung ist besonders wegen des hohen Fettanteils in unseren Gefäßen gefährlich. Überschüssiges Fett lagert sich zunehmend in den Arterien ab, bis diese verstopft sind. Die dahinter liegenden Zellen und Gewebe werden immer schlechter durchblutet, die Versorgung mit Nährstoffen und Sauerstoff wird weniger und hört schließlich auf. Der Infarkt lässt dann nicht mehr lange auf sich warten.

Nun gibt es zwar aufwändige, kostenintensive Operationen, die das Schlimmste verhindern sollen und bei denen zu diesem Zweck Fett aus den Arterien entfernt wird. Aber meist ist nur ein kleines Stück der Halsschlagader betroffen, das von den Fettablagerungen gereinigt wird. Und: Eine Operation kostet zigtausend Euro. Unser gesamter Körper verfügt jedoch über ein rund hundert Kilometer langes Gefäßsystem. Die operative Lösung ist also nur ein Tropfen auf dem heißen Stein.

Dabei lässt sich das Problem viel einfacher lösen: Wenn man den Körper in einen Modus kontinuierlicher Fettverbrennung versetzt, schmelzen die falschen Ablagerungen in den Gefäßen zusammen und spenden noch zusätzliche Energie. Spielerische Gewichtsabnahme ist dabei garantiert, und was das Erstaunlichste ist: Sie müssen, ja Sie dürfen sich nicht einmal anstrengen. Der Mensch ist zwar so alt wie seine Gefäße, aber die lassen sich wieder verjüngen.

Kontinuierliche Fettverbrennung beugt dem Infarkt vor

Abb. 1: Das Fettreservoir unseres Körpers ist der größte Energietank. Aus ihm sollten wir uns bedienen.

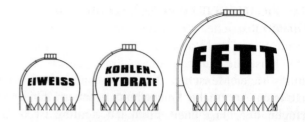

Die Energiereservoirs unseres Körpers richtig nutzen

So wie das Auto zum Fahren Benzin braucht, so benötigt unser Körper zum Leben Energie. Hierfür stehen ihm nicht, wie beim Auto, nur ein Tank, sondern drei verschiedene Reservoirs zur Verfügung: Der kleinste Tank, aus dem der Körper seine Energie bezieht, ist der Eiweißtank. Steckt der Körper – bildlich gesprochen – seinen Energie-Saugrüssel in diesen Tank, so reicht die Energie für kurze Zeit, z.B. für einen Hundert-Meter-Sprint.

Daneben gibt es den etwas größeren Kohlenhydrattank, aus dem man sich für ungefähr 30 bis 60 Minuten bedient. Dieser Tank wird von den meisten Menschen permanent benutzt, etwa beim Sport. Das hat zur Folge, dass man nach kurzer Zeit wieder Hunger hat und diesen Tank nachfüllen muss.

Und schließlich gibt es noch einen riesigen Fetttank, den nur die wenigsten Menschen kennen gelernt haben, was bedauerlich ist, da sie eine ungeheure Energiereserve vernachlässigen. Das ist genauso, als hätten sie beim Auto die Bedienungsanleitung nicht durchgelesen, würden immerzu den ersten Gang benutzen und wüssten nicht, dass es zum Schnellfahren den vierten oder fünften Gang gibt.

Unser Ziel aber sollte sein, Energien vor allem aus dem Fetttank zu beziehen – oder bildhaft gesprochen: unseren Energie-Saugrüssel vor allem dort hineinzuhängen. Tatsächlich ist die Nutzung dieses Energietanks das Geheimnis vieler Menschen, die, wie Marathonläufer oder Triathleten, sportliche Spitzenleistungen erbringen. Sie verfügen über fast unerschöpfliche Kraftreserven und schaffen es, auch über einen langen Zeitraum starke Leistungen zu erbringen.

Mit Fettenergie zu Spitzenleistungen

Weniger ist mehr, oder: Wie unser Körper Fett verbrennt

Jeder Mensch hat ein paar Kilo Fett im Körper, verfügt also über diesen riesigen Energiespeicher, nur nutzen die wenigsten ihn. Das Erstaunliche ist nun, dass der Körper diesen Energietank nur dann anzapft, wenn er auf niedrigem Energie-Level und gleichmäßig über eine längere Zeit arbeitet. Sobald man die Anstrengung erhöht, zieht der Körper seinen »Energie-Saugrüssel« aus dem Fettspeicher heraus und versorgt sich mit Energie aus dem Kohlenhydratspeicher. Sensationell an dieser Erkenntnis ist also, dass man nur dann das Fettreservoir anzapft, wenn man sich gerade *nicht* anstrengt, und dass dann die Leistungsfähigkeit am größten ist, wenn der Puls niedrig bleibt. In diesem Zustand kann der Körper seine Batterien aufladen und die gewonnene Energie konservieren.

Warum manche Frauen keine schlankeren, sondern kräftigere Oberschenkel bekommen

---
Beispiel: Spinning

Ein häufig bei Frauen zu beobachtender Fehler beim Fitness-Training ist folgender: Ihr Ziel sind schlankere Oberschenkel und ein straffes Gesäß. Sie wählen zu diesem Zweck das Spinning. Hierbei handelt es sich um ein meist in der Gruppe betriebenes Fahrradfahren bei extrem hohem Puls. Zu ihrem Ärger wird dadurch aber keineswegs das Gewicht reduziert, sondern im Gegenteil werden die Oberschenkel noch kräftiger. (Zum richtigen Training siehe Seite 51f.)

Der Körper ist ein hochempfindliches System, das ebenso wenig hochgepeitscht werden sollte wie ein Automotor. So wie das zu hochtourige Fahren verlangsamt werden muss, so sollte auch der Mensch bei zu hoher Pulsfrequenz ausgebremst werden. Hingegen kommt es bei niedriger Pulsfrequenz zu einer enormen Leistungssteigerung, die, wenn wir im Bild der Motorleistung bleiben, mit einer Hubraumvergrößerung zu vergleichen ist.

Die meisten Menschen denken: Je anstrengender, desto besser. Ich kenne viele, die tagein, tagaus mit der falschen Intensität trainierten und sich beklagten, dass sie trotz ihrer Anstrengungen kaum Gewicht verloren haben. Dabei könnte es im wahrsten Sinne des Wortes so leicht sein.

Die besten Ergebnisse bei der Fettreduktion erzielt man dann, wenn man bei geringer Pulsfrequenz trainiert. Ein solches Training steht man lange durch, und es tritt kein »Burnout-Effekt« ein. Diese praktische Erkenntnis hat sich leider noch nicht durchgesetzt, im Gegenteil: Immer noch verordnen manche Lauf-Gurus ihren Seminarteilnehmern ein tägliches Laufpensum von einer Stunde, was all diejenigen frustriert, denen nach 30 Minuten die Kraft ausgeht. Besonders Übergewichtige geben dann schnell auf. Da sie mit der falschen Intensität trainieren, können sie sich nicht vorstellen, dass auch sie längeres Laufen durchhalten könnten. Dabei müssten gerade sie sich dringend mit einer fettverbrauchenden Technik bewegen.

Fett verbrennen ohne Anstrengung

Das Training im niedrigen Energiebereich hat viele Vorteile. Wenn der Körper sich aus dem riesigen Fetttank bedient, treten keine Hungergefühle auf. Automatisch sinkt also das Bedürfnis zu essen, was die Gewichtsabnahme unterstützt. Außerdem ermüdet man nicht, im Gegenteil erlebt man das Laufen oder die Bergwanderung, oder was auch immer man in diesem Modus tut, lustvoll. Man möchte gar nicht mehr aufhören. Es läuft sich wie von selbst. Noch nach einer oder zwei Stunden spürt man die eigene Kraft.

Vorteile des Trainings im Niedrig-Energiebereich

Wenn man hingegen seine Energien aus dem Kohlenhydrattank bezieht, der sich ja relativ schnell leert, bekommt man meist nach 60 Minuten einen Heißhungeranfall. Ziel ist also, den Körper darauf zu trainieren, dass er seinen Energie-Saugrüssel automatisch in den Fetttank steckt – und ihn dort belässt. Wenn man nämlich einmal gelernt hat, die Fettreserven zu benutzen, kann der Körper auch im Ruhezustand davon zehren. Menschen, deren Energie-Saugrüssel dauerhaft im Fetttank stecken, sind äußerst dynamisch und haben niemals Gewichtsprobleme. Sie können essen, was immer sie wollen, denn bei ihnen wird Fett als Treibstoff verwertet. Dieser Modus ist nicht nur extrem effektiv, sondern macht auch Spaß und erhöht die Lebensqualität. Man hat mehr Energie und weniger Hunger.

Mit niedrigem Puls den Fetttank anzapfen

Wenn der Körper lernen muss, seinen Energie-Saugrüssel in den Fetttank zu stecken, sollte man ihn zunächst genau beobachten und seine Reaktionen kennen lernen.

Wer wenig Erfahrung mit Bewegung und Anstrengung hat, dem sei die Benutzung eines Pulsmessers am Anfang angeraten. Dies ist ein kleines Gerät, das man sich wie eine Uhr um den Arm schnallt und das die jeweilige Pulsfrequenz angibt. An ihm lässt sich ablesen, bei welcher körperlichen Anstrengung das Herz wie oft schlägt oder dass wenig Schlaf und Stress zu erhöhtem Puls führen. Auch andere individuelle Körperreaktionen lassen sich mit diesem Hilfsmittel leicht deuten. Nach einiger Zeit braucht man den Pulsmesser nicht mehr. Dann weiß man, wann man sich mehr anstrengen kann und wann es sinnvoll ist, die Pulsfrequenz zu senken.

Wann bezieht der Körper Energie aus dem Fetttank?

Welche Frequenz ist anzustreben? Will man den Körper zur Fettverbrennung animieren, sollte die sportliche Bewegung immer in einem niedrigen Pulsbereich zwischen 100 und 130 Schlägen pro Minute bleiben. Zur Orientierung dient die folgende Formel:

160 minus Lebensalter

Diese Frequenz liegt deutlich unter dem, was man in Büchern über das Laufen gemeinhin liest. Sie widerspricht der verbreiteten Forderung nach intensiver körperlicher Anstrengung – und sie entspricht vollkommen meiner Erfahrung, die ich in unzähligen Fällen machen konnte, in denen ich Menschen unterschiedlichster Voraussetzungen und Altersgruppen trainiert habe.

Betrachten wir einmal die körperlichen Abläufe bei Bewegung. Wenn man sich sehr anstrengt – etwa beim Sprint –, erhöht sich der Puls. Man gerät bald schon in Atemnot, und zwar deshalb, weil bei der intensiven Bewegung mehr Sauerstoff verbraucht wird, als dem Körper zur Verfügung steht. Man spricht in diesem Fall von »Sauerstoffnot«, die durch die »anaerobe« Bewegung entstanden ist: Man schnauft heftig und ist nicht in der Lage zu sprechen.

»Anaerobe« Bewegung vermeiden

Die Leistungszone beziehungsweise die Herzleistung, die sich im Puls niederschlägt, kann man prozentual ermitteln. Je jünger man ist, desto höher sind die jeweiligen Pulsfrequenzen; bei einem Dreißigjährigen schlägt das Herz bei maximaler Leistung 30 Schläge mehr als bei einem Sechzigjährigen.

Neben der Pulsfrequenz gibt es ein anderes Maß, das des Laktat- oder Milchsäuregehalts im Blut. Zwischen dem Laktatgehalt und der Fettverbrennung besteht ein kausaler Zusammenhang.

Warum findet Fettverbrennung nur bei niedriger Pulsfrequenz statt?

> **Tipp:**
> **Hören Sie »Ihre« Musik**
>
> Wussten Sie, dass die meisten Musikstücke einen Takt von hundert bis 130 Schlägen pro Minute aufweisen? Dies ist genau der Pulsfrequenz-Bereich, in dem die Fettverbrennung stattfindet. Ein Klient von mir lief immer mit Kopfhörer und hörte während des Laufens sein Lieblingslied »Sunrise« von Simply Red. Und das war kein Zufall: Wir stellten fest, dass dieses Lied 112 Beats pro Minute hat, was seinem optimalen Fettverbrennungspuls entsprach.
> Unterstützen auch Sie sich beim Laufen, indem Sie ein Musikstück mit dem gleichen Beat wie Ihre optimale Herzfrequenz hören. Ihr Unterbewusstsein weiß, was der richtige Takt ist. Sie merken es daran, wie gern Sie das Lied hören.

Die Fettverbrennung findet im Körper im aeroben – d.h. ausreichend mit Sauerstoff versorgten – Bereich statt. Bei einem Laktatwert zwischen 1 und 2 mmol (Millimol) wird reines Fett verbrannt. Der Bereich zwischen 2 und 4 mmol wird als »steady state« bezeichnet. Hier werden sowohl Fette als auch Kohlenhydrate verbraucht. Ein professioneller Marathonläufer bewegt sich dort in einem Fließgleichgewicht. Bei Untrainierten findet in dieser Zone keine Fettverbrennung statt, da bei ihnen die Basis einer regulären Fettverbrennung fehlt. Oberhalb von 4 mmol – d.h. wenn man die anaerobe Schwelle erreicht und durch starke Anstrengung in eine Sauerstoffnot gerät – werden nur noch Kohlenhydrate verbrannt.

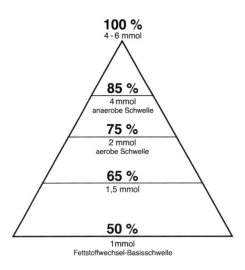

Abb. 2: In der Zone zwischen 1 und 3 mmol wird immer Fett verbrannt.

Wann man in welchen Bereich gelangt, hängt von den individuellen Voraussetzungen ab. Ein durchtrainierter Dreißigjähriger wird bei einer optimalen Pulsfrequenz von durchschnittlich 130 Pulschlägen Fett verbrennen, während ein untrainierter Sechzigjähriger durchschnittlich 105 Pulsschläge pro Minute dafür braucht. Hier findet die effektivste Fettverbrennung statt, d.h. bei der Grenze zu 50 Prozent. Wer seine optimale Pulsfrequenz genauer berechnen will, kann dies anhand der folgenden professionellen Formel tun, welche die Variablen »Ruhepuls« und »maximalen Puls« (220 minus Lebensalter) berücksichtigt:

$$\frac{\text{Puls maximal minus Ruhepuls}}{2} = 50\%$$

Profi-Formel für das Fettverbrennungstraining

Die Fettverbrennungsbasisschwelle errechnet sich aus:

Ruhepuls + 50%

Bei den meisten Menschen muss der unterste Bereich der Pyramide – zwischen 1 und 1,3 mmol – entwickelt werden. Gelingt einem der Stoffwechsel mit diesen niedrigen Laktatwerten, so gelangt man in die Zone der Fettverbrennung und kann sich einer Reihe von erfreulichen Folgen sicher sein.

Praxisbeispiel:
Training mit sportlich Ungeübten

Training mit Anfängern

Das Training mit sportlich vollkommen ungeübten Menschen beginne ich meist wie folgt: Anfangs laufen wir eine große Runde, für die wir zunächst 30 Minuten benötigen. Mein Klient läuft in der Regel mit einem Durchschnittspuls von 140. Um eine Leistungsverbesserung zu erzielen, setzen wir die Nasenatmung ein (siehe Seite 38). Nach vier Wochen schaffen wir die Runde in 25 Minuten, der Durchschnittspuls ist, je nach Tagesverfassung, von 140 Schlägen pro Minute auf 125 bis 130 gesunken. Wenn Sie einen Blick auf das Pyramidenmodell werfen (siehe Abb. 2), erkennen Sie leicht, dass der Bereich zwischen 50 und 75 Prozent ausgebaut wurde.

Solche deutlich positiven Veränderungen sind besonders zu Beginn eines Trainings mühelos möglich. Im Übrigen ist zu erwähnen, dass man durch diese Puls-»Ersparnis« viele Lebensjahre gewinnen kann, sie also eine wichtige Maßnahme zur Lebensverlängerung darstellt.

Warum sind Menschen, die körperlich hart arbeiten, häufig dick? Müssten sie nicht aufgrund der permanenten Anstrengung schlank sein? Tatsächlich sind sie ein Beweis dafür, dass reine Kraftanstrengungen nicht dazu führen, dass ihr Energie-Saugrüssel in den Fetttank gesteckt wird, wenn wir auf dieses Bild noch einmal zurückkommen wollen. Dabei würden diese Menschen sich etwas sehr Gutes tun, würden sie ihren Tag gelegentlich mit einem leichten Fettstoffwechseltraining beginnen. Dann würde ihr Körper die Fette zur Energiegewinnung nutzen, und die tägliche Leberkässemmel würde nicht ins Gewicht fallen.

Betrachten wir einmal Profisportler wie Bundesliga-Fußballer oder Spitzen-Tennisspieler. Sie trainieren täglich acht Stunden mit Ausdauerläufen und Krafttraining. Aber einen richtig straffen Bauch, das begehrte so genannte »Sixpack«, hat von ihnen kaum jemand. Das liegt daran, dass sie in einer anderen, nämlich extrem starken, Intensität trainieren und deshalb nicht im dauerhaften Modus der Fettverbrennung sind. Auch wenn ich Profis trainiere, besteht meine Aufgabe darin, die Sportler in den Bereich der Fettverbrennung zu führen, d.h. ein Trainingsprogramm zu entwickeln, das im sehr moderaten Fettstoffwechselbereich ansetzt. So können die Sportler sich ein zusätzliches Potenzial eröffnen, das sie zu dauerhaften Leistungen befähigt. Von dieser Basis aus erreichen sie leicht darüber hinausgehende Spitzenleistungen, wobei die zusätzliche Energie aus dem Kohlenhydratspeicher gewonnen wird.

Warum das Fettstoffwechseltraining auch für Profisportler wichtig ist

Dies gilt auch für Menschen, die vor allem mit dem Kopf arbeiten. Die meisten verbrauchen morgens auf dem Weg zur Arbeit Energien im Straßenverkehr, ärgern

Gefangen im Kohlenhydratstoffwechsel

Kopfarbeit leert den Kohlenhydratspeicher

sich über andere Autofahrer, steigen dann die Treppen zum Büro hinauf und haben bereits eine große Menge an Energie aus dem Kohlenhydratspeicher verbraucht, noch ehe sie überhaupt mit der Arbeit angefangen haben.

Kopfarbeit aber benötigt ebenfalls Kohlenhydratenergien. Mit anderen Worten: Kaum hat man mit der Büroarbeit begonnen, sind die Speicher auch schon leer, und es lauert die erste Hungerattacke. Deswegen befinden sich in den meisten Schreibtischen Vorräte an Schokoriegeln u.Ä., denn die enthalten die schneller verfügbaren Zuckermoleküle, sprich Kohlenhydrate. Ist man hingegen grundsätzlich im Modus des Fettstoffwechsels, wird man auch dann noch auf einen vollen Kohlenhydratspeicher zurückgreifen können, wenn bei der Arbeit der Stress richtig losgeht.

Licht- und Schattenseiten des Jogging-Trends

Das Thema »Laufen« hat in den letzten Jahren viele Bücher gefüllt. Es hat Gutes, aber auch Schlechtes für die Gesundheit der Menschen gebracht. Grundsätzlich gut ist regelmäßige Bewegung; problematisch aber ist es, wenn Menschen, die sich über Jahre nicht bewegt haben, plötzlich ihrem völlig unvorbereiteten Körper extreme Anstrengungen abverlangen. Dann verkehrt sich die gewünschte positive Wirkung für die Gesundheit in ihr Gegenteil. Der Jogging-Trend ist für nicht wenige Gelenkprobleme verantwortlich.

> **Info:**
> **Wie gewöhnt man den Körper an einen regelmäßigen Fettstoffwechsel?**
>
> Bewegen Sie sich täglich ca. 30 Minuten in einem niedrigen Energiebereich, d.h. bei einer Pulsfrequenz zwischen 100 und 130.
> Viele Ratgeber machen sich beliebt mit Hinweisen, wie man möglichst zeitsparend Ziele erreicht. Sie sind voller Fünf-Minuten-Tipps. Aber der Körper braucht Zeit, um innerlich aufräumen zu können. Will man das Körpertraining im Fettstoffwechselmodus mit anderen Tätigkeiten verbinden, so ist das Indoor-*Fahrradergometer* ideal. Setzen Sie sich auf Ihr Heimrad, wann immer Sie telefonieren, fernsehen, Musik hören oder lesen.
> Noch besser ist der regelmäßige flotte *Spaziergang* in der Natur. Schon mit dieser leichten Übung erreichen Sie das Ziel, dauerhaft den Körper in einen Fettstoffwechselmodus zu führen. Falls Sie ohnehin täglich spazieren gehen, überprüfen Sie Ihren Puls. Eine Frequenz von 85 ist zu niedrig. Erhöhen Sie das Tempo um einen Schritt, bewegen Sie die Arme beim Laufen und atmen Sie ganz bewusst, so dass Sie bei einer Pulsfrequenz von 100 bis maximal 130 landen. Das Lauftempo soll angenehm sein, und Sie dürfen nicht außer Atem kommen. Wenn Sie sich beim Laufen noch unterhalten können, sind Sie in der richtigen Frequenz, und der Körper wird sich allmählich aus dem Fetttank bedienen. Hierfür aber sind Regelmäßigkeit und Dauerhaftigkeit die unerlässliche Voraussetzung.

Knieprobleme durch Laufen

> **Praxisbeispiel:**
> **Kniegelenkknorpelabnutzung**
>
> Annemarie Strobl, 22, läuft seit zwei Jahren täglich eine Stunde. Nun hat sie Schmerzen und kann sportlich nur noch Fahrrad fahren. Durch das intensive Laufen ist ihr Gelenkknorpel abgenutzt.
> Dieses Beispiel macht deutlich, dass gerade in jungem Alter der Körper richtig strukturiert werden muss. Überforderungen wirken sich für das gesamte Leben negativ aus, da sich chronische Beschwerden entwickeln.

Schmerzen in den Knien

Knieschmerzen lassen sich durch die »reziproke Antagonistenhemmung« beseitigen. Hört sich schwierig an? Ist es aber gar nicht. Der wissenschaftliche Ausdruck bedeutet nichts anderes als das einfache Rückwärtslaufen.
Was steckt dahinter? Bei jeder Bewegung wirken immer zwei Prinzipien: Agonist und Antagonist, Vorderseite und Rückseite. Das heißt: Während eine Seite arbeitet, entspannt die andere. Wenn dieses Wechselspiel nicht funktioniert, sind wir gelähmt. Beim Vorwärtslaufen sind wir einseitig belastet: Immer arbeitet nur die eine Seite, während die andere locker lässt. Wenn wir nun rückwärts laufen, drehen wir das Verhältnis um und erzielen so eine sehr effektive Entspannung.
Betrachten wir das Beispiel eines Marathonlaufs. Ab Kilometer 30 treten in der Regel Krämpfe auf. Die Läufer halten inne und dehnen sich, um den Krampf loszuwerden. Dabei müssten sie gar keine Pause einlegen, wenn sie nur ein paar Meter rückwärts laufen würden. Der Ent-

Entspannungseffekt beim Rückwärtslaufen ist nämlich so stark, dass er ein aufwändiges Stretching- bzw. Dehnungsprogramm ausgleicht. Es handelt sich hierbei um einen tiefen Muskelentspannungsreflex.

Knieschmerzen beseitigen

> **Praxisbeispiel:**
> **Schmerzfreie Knie durch Rückwärtslaufen**
>
> Nach einer Knie-Operation war es Rainer Schaidnagel, 45, Bankenvorstand, nicht mehr möglich, schmerzfrei zu joggen. Wir bauten gemeinsam eine auf ihn zugeschnittene Trainingsstunde auf, die mit einem Stretching-Programm begann.
> Bereits nach dieser ersten Stunde konnte Rainer Schaidnagel wieder schmerzfrei laufen. Die wichtigste Übung in diesem Zusammenhang war das Rückwärtslaufen: Nach seinen Stretching-Übungen und vor der Jogging-Einheit lief er 20 Meter rückwärts.

> **Tipp:**
> **Rückwärtslaufen**
>
> Mein Tipp für alle, die regelmäßig laufen und sich dabei mit Kniebeschwerden herumschlagen: Legen Sie beim ersten Auftauchen von Beschwerden einfach kurze Rückwärtslaufpausen ein. Zehn bis 20 Meter reichen vollkommen aus.

Der optimale Laufstil: sanft und gelenkschonend

Kommen wir zur Frage: Wie läuft man optimal? Ich vertrete einen Laufstil, der zwischen Walking und Jogging angesetzt ist: eine extrem gelenkschonende Technik, die durch folgende Merkmale gekennzeichnet ist:

Wie laufe ich richtig?

- Der ganze Fuß wird über die Ferse abgerollt. Das weiche Abrollen über den Fuß lässt die Bewegung ein wenig so aussehen, als ob man auf Eiern laufe: sanft und vorsichtig. Hierbei läuft man nicht auf Kosten einer Körperstruktur.
- Man bewegt sich mit kleinen Schritten voran.
- Man beugt beim Laufen leicht die Knie, so als benutze man die Füße als Stoßdämpfer. Die Wirbelsäule wird nicht gestaucht und die Kniegelenke werden nicht belastet.
- Der Oberkörper wird gespannt und leicht nach vorn geneigt: Die Schulterblätter zieht man zusammen und die Schulter fällt nach unten. Bei dieser Haltung wird der Brustkorb automatisch weit.
- Der Kopf ist auf-, der Blick geradeaus gerichtet, das Kinn erhoben.
- Das Becken ist leicht nach vorn gekippt.
- Die Arme hängen ganz locker. Die Hände sind geöffnet.
- Mit einem Lächeln steigert man seine Energien.
- Das Zentrum des Körpers ist die Lendenwirbelsäule, wo Ober- und Unterkörper miteinander verbunden sind. Dieser Bereich ist der Schlüssel zur Gesamtkörperkoordination: Er sollte locker sein.

> **Tipp:**
> **Schuhe mit dünnen Sohlen**
>
> Gesundes Laufen unterstützen Sie, indem Sie so oft wie möglich Schuhe mit dünnen Sohlen tragen.

Ich kenne leider einige über Fünfzigjährige, die mit dem allgemeinen Trend zu laufen angefangen haben und nach zwei Jahren unter Knorpelabnutzung in den Kniegelenken litten. Dabei war der extreme Druck, mit dem Training im fortgeschrittenen Alter nachgeholt wurde, völlig unnötig. Viel weiter kommt man, wenn man diese Energie auf ein größeres Spektrum verteilt, d.h. das Ausdauertraining mäßigt, indem man nach meiner Methode läuft – was nichts anderes bedeutet, als bewusst zügig spazieren zu gehen –, und dieses kombiniert mit Kraft- und Beweglichkeitsübungen, so dass sich hier Synergien und dadurch riesige Energiepotenziale entfalten.

Knorpelüberlastung und Knieschmerzen

> **Praxisbeispiel:**
> **Trainingsumstellung**
>
> In Fällen von Knieschmerzen, die auf Knorpelüberlastung zurückgehen, stelle ich das Training in der Regel folgendermaßen um: Meist wird ein zu ambitioniertes Programm, etwa einstündiges schnelles Laufen, reduziert. Wir ersetzen es durch einen halbstündigen zügigen Spaziergang am Morgen plus eine weitere halbe Stunde mit Beweglichkeits- und Krafttraining sowie mit Entspannungsübungen. Meine Klienten erfahren zumeist schon nach wenigen Tagen eine deutliche Verbesserung.

Energie durch Sport in der niedrigen Pulsfrequenz

Manche Profisportler kennen diese Zusammenhänge. Sie wissen, wie man richtig agiert, um maximale Energien zu erreichen: Als Michael Schumacher einmal erkältet war und einen Termin zur Pressekonferenz hatte, sagte er ihn keineswegs ab, sondern kam stattdessen direkt vom Joggen dorthin. Der österreichische Ski-Star Hermann Maier bewegt sich täglich zusätzlich zu seinem Intensivtraining drei Stunden in der niedrigen Pulsfrequenz, wodurch er sich regeneriert. Regeneration bedeutet diese Frequenz übrigens nicht nur für Profisportler, sondern für jeden. Wer bei niedrigem Puls ausschreitet, baut Kraft und Energie auf.

Nicht Kraft rauben, sondern Energie erzeugen

Jeder Zweite leidet unter einem Burnout-Problem oder Depressionen: Ihre Kraft und Energien sind verbraucht. Der Weg zu mehr Kraft und Energie, der in den letzten Jahren eingeschlagen wurde, ist nach meiner Erfahrung jedoch ein falscher: Als Ausgleich zu mangelnder Bewegung wird immer wieder gefordert, dass die Menschen sich beim Sport auspowern, erschöpfen, dass sie schwitzen und an die körperlichen Grenzen gehen. Allmählich erkennt man aber, dass diese Methode nicht günstig ist, schon gar nicht für Menschen, die bislang keinen Sport getrieben haben. Orthopäden beklagen die Zunahme von massiven Gelenkbeschwerden als Folge des undifferenzierten Sportwahns.

Zum Glück geht der Trend nun zu einem gemäßigten, sanften Sport, der Kräfte mobilisiert, statt sie zu rauben. Ideal ist das von mir beschriebene Fettstoffwechseltraining in Kombination mit dem gemäßigten Kraft- und Beweglichkeitstraining, wie ich sie in diesem Buch vorstelle.

Trainingseinheit

Wie sieht das Training ganz konkret aus? Mit meinen Klienten erarbeite ich in der Regel jeweils ein individuelles Programm aus. Aber lassen Sie mich hier einmal eine Einheit beschreiben, wie sie im Normalfall aussehen könnte:
Nach dem Aufstehen macht man einige Atemübungen (siehe Seite 145f.), so dass sich der Puls stabilisiert. Dann folgen einige lockere gymnastische Übungen (siehe Seite 85ff.), damit der Körper aufgeweckt wird. Anschließend geht man ins Freie und führt eine kombinierte Atem- und Beweglichkeitsübung nach Ba Duan Jin (siehe Seite 100f.) durch. Die Übungen werden je nach Konstitution jeweils fünf- bis zehnmal wiederholt. An diese Vorbereitung kann man das dreißigminütige Gehen anschließen.

Den Puls zähmen

Ein solcher Einstieg vor dem Laufen hat folgenden Vorteil: Er wirkt sich mäßigend auf den Puls aus. So wenig wie man ein wild galoppierendes Pferd ungebremst einen Berg hochjagen lässt, so wenig darf der Puls durch unkontrollierte Bewegung in die Höhe schnellen. Auch der Puls muss gezähmt werden. Ungezähmt saust er auf 140 und bleibt auf dieser hohen Frequenz. Und genau diesen Fehler machen die meisten Menschen, die kein Körpergefühl haben, aber sich trainieren wollen. Obwohl sie körperlich unvorbereitet sind, fangen sie an schnell zu laufen, ihr Puls beruhigt sich nicht, und nach kurzer Zeit müssen sie den Lauf abbrechen. Damit haben sie genau das Gegenteil von ihrem Ziel – Ausdauer und Fitness – erreicht.
Stattdessen muss man den Körper ganz langsam aufbauen: mit Atem- und leichten gymnastischen Übungen. Dann beginnt man langsam mit Gehen. Und erst wenn

der Puls bei 90 oder 95 bleibt, kann man etwas schneller gehen und die Arme eventuell aktiv mitnehmen, wie beim Walking oder Nordic Walking.

**Info:
Die Vorteile des bewussten Laufens**

- Langsames Laufen bringt die Fettverbrennung in Gang – ganz ohne Anstrengung. Nach drei Monaten hat der Körper sich auf diese Energiequelle eingestellt, so dass er auch in Ruhephasen Fett verbrennt.
- Man wird schlanker. Fettmasse wird durch Muskeln ersetzt.
- Die Körperintelligenz wird erhöht. Essgewohnheiten ändern sich zu Gunsten von vollwertiger Ernährung. Hungergefühle werden seltener.
- Der Blutzuckerspiegel normalisiert sich, Schwankungen bleiben aus.
- Der Kreislauf wird angekurbelt, Herz und andere Muskeln werden gekräftigt.
- Der Energie-Level steigt um ein Vielfaches. Die verstärkte Sauerstoffzufuhr versorgt die Körperzellen besser.
- Die Gehirnfrequenzen verlangsamen sich, so dass Kreativität freigesetzt wird. Im Laufen löst man leicht Probleme.
- Stress wird abgebaut.
- Das Immunsystem wird gestärkt.
- Laufen ist gut für den tiefen Schlaf und stärkt die Libido.

Mit leichtem Training das Leben verlängern

> **Praxisbeispiel:**
> **Neuer Lebensmut durch Training**
>
> Heinz S. lernte ich kennen, als ihn mit 58 Jahren aufgrund einer Lungenkrebsdiagnose der Lebensmut verlassen hatte. Sein Zustand war so ernst, dass er sich aus dem Leben zurückgezogen hatte, seine Wohnung nicht mehr verließ und für den schlimmsten Fall eine tödliche Tablettendosis in seinem Nachtkästchen aufbewahrte.
> Nach einigen Begegnungen mit mir wurde aus einem traurigen alten Mann ohne Lebenswillen ein dynamischer Mensch, der sich, anstatt auf sein Ableben zu warten, aufrichtete und noch vier volle Jahre genießen konnte, bevor er seiner Krankheit erlag. Heinz S. erfuhr bei unseren länger werdenden Spaziergängen, welche Fähigkeiten und welche Freude es im eigenen Körper zu entdecken gab. Er genoss seine wachsenden Kräfte. Höhepunkt für ihn war seine Wellenreiteinlage am Eisbach in München – ein Erlebnis, das er nicht mehr für möglich gehalten hatte.

In unserem Körper gibt es zwei konträre Systeme, ein aktivierendes und ein entspannendes. Die Nase ist mit dem entspannenden verbunden. Der Körper kann sich den Luxus, mit der Nase zu atmen, nur dann leisten, wenn er in Sicherheit, in Ruhe und Entspannung ist. Bei der Nasenatmung senkt sich der Puls. Marathonläufer müssen also viel mit der Nasenatmung arbeiten, um ihre Kräfte für den langen Lauf ökonomisch einzuteilen.

Mit Nasenatmung den Puls beruhigen

Pulskontrolle während des Laufens

> **Tipp:**
> **Nasenatmung**
>
> Unser Körper ist für Bewegung oft ebenso schlecht vorbereitet, wie so mancher Automotor schlecht eingestellt ist. Sobald auch nur eine leichte Leistungssteigerung gefordert wird, beschleunigt sich der Puls bzw. dreht der Motor hochtourig.
> Wenn man in dieser Situation die Atmung bewusst auf intensive Nasenatmung umstellt, kommt man bei gleichem Krafteinsatz zu ungefähr 20 Prozent mehr Leistung.
> Nasenatmung bedeutet nichts anderes, als dass man während der Bewegung durch die Nase einatmet, während man durch den Mund ausatmet.

Mit der Nasenatmung die Leistung steigern

> **Praxisbeispiel:**
> **Nasenatmung**
>
> Eine wichtige Aufgabe bei Anfängern besteht darin, beim langsamen Laufen die Nasenatmung einzusetzen. Beim Training achten wir bewusst auf den Zusammenhang zwischen dem Durchschnittspuls und dem Einsatz der Nasenatmung. In der Regel erzielt man nach einem Monat eine deutliche Leistungssteigerung: Laufzeiten werden um 18 bis 20 Prozent kürzer bei gleichzeitiger Senkung der Pulsfrequenz um zehn bis 15 Schläge pro Minute.

System-Check vor jedem Training

Vor jedem Training sollte man sich mental auf die Bewegung einstellen. Im Zusammenspiel mit dem Geist zieht der Körper vervielfachten Nutzen aus der Bewegung. Bevor man zum Laufen aufbricht oder eine andere Bewegung durchführt, besinnt man sich kurz auf die verschiedenen Körperteile, die an der Bewegung beteiligt sind, genauso wie der Pilot eines Flugzeugs vor dem Start die Systeme überprüft. Durch einen solchen System-Check schärft man das Körperbewusstsein.

System-Check

- *Wie ist meine Körperhaltung?* Ich muss mich aufrichten, damit meine Brust sich bei der Bewegung heben und senken und ich tief durchatmen kann.
- *Wie atme ich?* Ich atme tief in den Bauch und folge der Atemluft im Geist.
- *Wie stehe ich?* Wie ist der Kontakt zwischen Füßen und Boden? Wo ist mein Körperschwerpunkt? Verteilt sich mein Körpergewicht gleichmäßig auf beide Füße?
- *Wie gehe ich?* Ich laufe einige Schritte und überprüfe mein Gangmuster. Setze ich beim Laufen die Füße parallel (nicht nach innen)?

Zusätzlich empfehle ich Ihnen, vor dem Laufen Ihre Aufmerksamkeit auf folgende Punkte zu richten:

- *Wie ist mein Blickfeld?* Welchen Fokus haben meine Augen? Wie breit ist mein Blickfeld? Habe ich

einen Tunnelblick oder nehme ich meine Umwelt im Breitwandformat wahr?
- *Was sind meine Ziele bei der Trainingseinheit?* Belastet mich ein Problem, das ich lösen möchte? Mit dem mein Unterbewusstsein sich während des Laufens beschäftigt, so dass ich anschließend die Lösung klar erkenne?

Ohne Füße geht nichts

Unsere Füße sind das wichtigste Werkzeug beim Sport. Sie enthalten die Endpunkte von Energieleitbahnen, den so genannten Meridianen, die den gesamten Körper durchziehen. Wenn man diese durch Druck oder Massage stimuliert, werden blockierte Energien freigesetzt. Krankheiten kann man so verhindern und das Wohlgefühl stärken.

Unsere Füße verdienen besondere Beachtung

Deshalb verdienen unsere Füße besondere Beachtung und Pflege. Leider wird dies häufig falsch interpretiert. Anstatt dass wir uns angewöhnen, beispielsweise morgens nach dem Duschen die Füße beim Eincremen zu massieren (siehe Seite 154), kümmern wir uns nicht weiter um sie. Stattdessen werden die teuersten Laufschuhe gekauft, bei denen nicht immer klar ist, ob der Preis durch modische Faktoren begründet ist. Mit dem Kauf eines teuren Laufschuhs entledigen sich viele Menschen ihrer Selbstverantwortung für die Füße und ihren Laufstil nach dem Motto: Mit einem so teuren Schuh macht man nichts falsch.

Dabei sollte man vor allem beim Laufen das Bewusstsein wirken lassen: bewusst federnd, abrollend laufen und nicht die Wirbelsäule stauchen. Unterstützt von einem wachen Bewusstsein vermag unser Körper nämlich Entwicklungen zu regulieren und Fehlentwicklungen rückgängig zu machen. Günstig ist es, viel barfuß zu laufen.

Erlauben Sie mir an dieser Stelle, kurz auf ein grundsätzliches Thema zu verweisen: das der Selbstverantwortung. In China, wo ich einige Zeit in einem Shaolin-Kloster verbrachte, konnte ich beobachten, dass die Menschen, nicht nur die Mönche, gewohnt sind, die Verantwortung für ihren Körper selbst zu übernehmen. Tauchen Beschwerden auf, werden diese mit Akupressur behandelt oder man trinkt individuell gemischte Kräutertees. Die Menschen gehen dort teils mit Erfahrungswissen, teils intuitiv vor und behandeln das verletzte Körperteil gut. Hierzulande hingegen fühlt sich kaum einer für den eigenen Körper zuständig. Eine Verletzung wird meist aus einer entfremdeten Perspektive, nämlich mit Entsetzen, zur Kenntnis genommen, und man delegiert das Problem an einen Arzt, der die Sache schon richten wird.

Selbst Verantwortung für den Körper übernehmen

Viele Menschen klagen darüber, dass sie »Plattfüße« haben und zum Laufen besonders komplizierte Sporteinlagen und Schuhe mit einer speziellen Dämpfungssohle brauchen. Ich selbst bin davon betroffen gewesen. Lange hatte ich ein gesenktes Fußgewölbe. Eine interessante Entwicklung fand statt, als ich anfing, so viel wie möglich barfuß zu laufen und Schuhe mit besonders dünner Sohle zu tragen. Dadurch baute sich mein Fußgewölbe erneut auf, ganz von allein.

Wie man »Plattfüße« loswird

Die speziell federnden Sportschuhe sind dann wichtig, wenn jemand unbewusst läuft. Aber sobald man über das Bewusstsein den Fuß spannt und die Muskeln der Fußunterseite aktiviert, kann man allein dadurch das Fußgewölbe wieder aufbauen. Das geht am ehesten mit der Vorstellung, man sei ein Panter, der vorsichtig die Füße von ihren Rändern her aufsetzt und das Innere nach oben zieht.

Panter-Fußbewegungen haben übrigens noch einen weiteren positiven Effekt: Die Körpermeridiane enden in den Füßen. Überstreckt man diese, verlängert man die Energielinien und hat mehr Energie zur Verfügung.

Mit dem richtigen Laufbewusstsein erübrigen sich sowohl die immer komplizierteren Techniken, welche die Schuhindustrie entwickelt, als auch so mancher Besuch beim Orthopäden.

> **Tipp:**
> **Gehen wie ein Panter**
>
> Richten Sie einmal täglich das Bewusstsein auf Ihren Gang und ahmen Sie für eine Minute einen Panter nach: Spannen Sie die Füße an und setzen Sie sie nur mit den Rändern auf. Laufen Sie lautlos. Spüren Sie den Hohlraum.

Steigerung erlaubt

Lassen Sie mich zum Abschluss dieses Abschnitts noch auf einen wichtigen Punkt hinweisen: Wie in vielen anderen Bereichen auch, kann man bei der Fettverbrennung große Anfangserfolge erzielen. Bereits nach kurzer Zeit schmelzen überflüssige Pfunde dahin, hat man den Körper erst einmal dazu gebracht, seinen Energie-Saugrüssel in den Fetttank zu halten. Dann aber kommt irgendwann der Punkt, wo es nicht mehr so recht weitergehen will mit der Gewichtsreduktion. Man stagniert trotz weiterhin regelmäßig durchgeführten Trainings.

Dies ist ein Hinweis darauf, dass man seine Intensität nun erhöhen sollte. Der Körper ist mittlerweile so gut trainiert, dass die Pulsfrequenz bei gleichbleibender Bewegung sinkt. Daher muss man die Bewegungsintensität erhöhen, damit der Puls sich weiterhin in der richtigen Frequenz bewegt. Ausdauertraining kann also bei Fortgeschrittenen durchaus eine starke oder schnelle Bewegung bedeuten.

**Praxisbeispiel:
Stagnierende Gewichtsreduktion**

Nicht selten erlebe ich, dass übergewichtige Frauen das von mir vorgeschlagene Programm zum Ausdauertraining mit großem Elan und entsprechendem Erfolg betreiben und nach zwei bis drei Monaten bedeutende Gewichtsreduktionen erreicht haben. Dann aber stagniert das Gewicht, manchmal über Monate, obwohl sie weiter konsequent trainieren. Die anfängliche Strategie reicht nicht mehr zur weiteren Fettabschmelzung aus. Will man bzw. frau weiterhin abnehmen, muss die Intensität des Trainings erhöht werden. Zugleich lohnt es sich, mit zusätzlichem Kraft- und Beweglichkeitstraining den Synergieeffekt zu nutzen. Eine sinnvolle begleitende Maßnahme ist zudem ein wöchentlicher Fastentag.

Training nicht nur bei Gesundheit

Die meisten Menschen machen den Fehler, mit dem Training aufzuhören, wenn sie durch eine Erkältung angeschlagen sind. Die hier von mir propagierte Trainingsform ist so niedrig dosiert, dass sie keine Kraft raubt, sondern Kraft schenkt. Gerade wenn man sich geschwächt fühlt, sollte man dieses Training machen, denn es verleiht neue Energie und stärkt das Immunsystem. Die einzige Ausnahme stellt hohes Fieber dar. In diesem Fall darf der Körper, der sich mit einem Infekt auseinander setzt, nicht überanstrengt werden. Solange Sie aber über die entsprechende Kraft verfügen, empfehle ich Ihnen hinauszugehen.

Weitere Ausdauersportarten zur Fettverbrennung

Fahrradfahren zu Hause und im Büro

Wie bereits auf Seite 8 erwähnt, eignet sich das Indoor-Fahrrad, das so genannte Ergometer, besonders für Menschen mit Gewichts- und Gelenkproblemen. Gegenüber dem normalen Fahrrad, mit dem man auf der Straße fährt, hat es am Anfang den Vorteil, dass man mit Hilfe der Anzeige die Intensität individuell bestimmen kann. Draußen ist man von der Witterung, von Verkehrs- und Straßenverhältnissen abhängig, und schnell gerät man in den Modus der Kohlenhydratverbrennung.

Auf dem Indoor-Fahrrad bewegt man sich in der gewünschten niedrigen Pulsfrequenz, die es einem erlaubt, sich nebenher mit anderen Dingen zu beschäftigen, ohne außer Atem zu geraten. Ich kenne einige Manager, die ein solches Gerät im Büro haben und während des Radelns immer bei einem Puls von 110 telefonieren. Der Gesprächspartner bemerkt nichts davon.

Nordic Walking, ideal bei Arthrose

Als Nordic Walking bezeichnet man das Gehen mit zwei Stöcken. Es hat den Vorteil, dass man sich auf diesen abstützt und so etwas Gewicht von den Beinen auf die Arme verteilt. Besonders bei Abnutzungserscheinungen der Gelenke wie Arthrose ist diese Art der schonenden Bewegung empfehlenswert.

Für ältere Leute, die eine gewisse Gangunsicherheit aufweisen, ist Nordic Walking eine günstige Ausdauersportart. Aber auch Jüngere, die sich an den durch die Stöcke geprägten Laufrhythmus gewöhnt haben, wissen diese Bewegung zu schätzen. Sie ist durch einen harmonischen Wechsel zwischen Entspannung und Belastung geprägt.

Neben der Beinbelastung wird auch der Oberkörper beansprucht, und insgesamt arbeiten mehr Muskeln. Der Puls geht hoch. Nordic Walking ist somit ein Sport, bei dem man von der Geschwindigkeit her unterhalb des Laufens bleibt, sich aber dennoch in einer Intensität bewegt, bei der Fettverbrennung stattfindet.

Bergsteigen: für Körper und Geist

Eine weitere Ausdauersportart ist das Bergsteigen, das sich an die fortgeschrittenen Bewegungskünstler richtet. Beim Aufstieg wird bei sportlich Ungeübten der Puls zu sehr in die Höhe getrieben. Deshalb sollten Anfänger langsam mit Pulskontrolle anfangen und sich allmählich steigern. Wenn man sich dann regelmäßig im Fettverbrennungstraining befindet, kommt man beim Bergsteigen auf seine Kosten, denn es ist nicht nur ein körperliches Training, sondern entspannt zugleich den Geist und füllt den Kopf mit schönen, beruhigenden Landschaftsbildern. Wegen der übermäßigen Gelenkbelastung der Knie sollte man beim Abstieg unbedingt Stöcke einsetzen oder besser noch ganz auf den Abstieg verzichten und stattdessen die Seilbahn benutzen.

Inline-Skating Gelenkschonend ist auch das Inline-Skating, da man sanft über den Asphalt gleitet. Dieser Sport macht Spaß und ermüdet nicht.

Mountainbiking Selbst eine an sich anstrengende Sportart wie das Erklimmen eines Berges mit dem Rad kann bei einer soliden ausdauersportlichen Vorbereitung bei ausreichend geringer Pulsfrequenz durchgeführt werden. Mit einem guten Rad und bei gleichmäßigem, langsamem Rhythmus gewinnt man ungeheure Energien. Wer seinen Körper kennt und weiß, wie viel er ihm abverlangen kann, steigert die Anstrengungsintensität allmählich, ohne dabei die Pulsfrequenz zu erhöhen.

Aqua-Jogging Beim Aqua-Jogging läuft man im Wasser, z.B. im Nichtschwimmerbereich eines Schwimmbeckens. Diese Sportart hat den Vorteil, dass man sich die Bewegungsabläufe beim Laufen bewusst macht. Man läuft normal vorwärts, wenn auch mit einer größeren Bewegungsamplitude, also weit nach vorn und hinten ausholend. Dabei führt man die gleiche Beinbewegung wie beim Sprint durch. Im Wasser trägt man zusätzlich einen Auftriebsgürtel um die Brust, wodurch sich ein schönes Bewegungsgefühl vermittelt.

Bei Seminarveranstaltungen höre ich an dieser Stelle meiner Ausführungen gelegentlich den Einwand, dass die bisher beschriebenen Trainingseinheiten zu sanft sind: »Ich möchte mich doch aber auch mal auspowern.«

Ja, natürlich. Das können und sollen Sie auch – aber auf der Basis eines gesunden Ausdauerprogramms, durch das Sie gelernt haben, Ihre Fettreservoirs zu nutzen.
Im nächsten Kapitel gehe ich auf das Krafttraining ein, aber, meine Damen: Überblättern Sie dieses Kapitel nicht. Sie werden erleben, dass auch für Sie Krafttraining wichtig ist – und viel weniger anstrengend und langweilig, als Sie bisher gedacht haben.

Auf einen Blick: Ausdauertraining

- Aktivieren Sie die Fettverbrennung in Ihrem Körper: Bewegen Sie sich täglich eine halbe Stunde bei einem Puls zwischen hundert und 130 Schlägen pro Minute oder bei einem Laktatwert von 1 bis 2 (Untrainierte) oder 1 bis 4 (Sportler) (Seite 22f.).
- Rückwärtslaufen hilft gegen Kniebeschwerden (Seite 30f.).
- Die Nasenatmung ist ein wirkungsvolles Mittel zur Pulskontrolle (Seite 38).
- Die tägliche Fußmassage nach dem Duschen energetisiert den ganzen Körper (Seite 40).
- Barfuß laufen unterstützt die Fußgesundheit, die Körperstatik und das Körpergefühl (Seite 41).
- Schuhe mit dünner Sohle sollte man aus diesem Grund möglichst oft tragen, wenn barfuß Laufen nicht möglich ist (Seite 33).
- Wie ein Panter gehen ist eine hervorragende Übung zur Energetisierung und zur Sensibilisierung des Körpergefühls (Seite 42).

Hervorragende Ausdauersportarten

- Laufen (Seite 32)
- zügige Spaziergänge (Seite 29)
- Fahrradfahren, auch im Büro, beim Telefonieren, Musik hören usw. (Seite 44)
- Nordic Walking (Seite 45)
- Bergsteigen (Seite 45)
- Inline-Skating (Seite 46)
- Mountainbiking (Seite 46)
- Aqua-Jogging (Seite 46)

KRAFTTRAINING FÜR JEDERMANN UND JEDEFRAU

Das im letzten Kapitel dargestellte Ausdauertraining, das die Fettverbrennung in Gang setzt, muss bei einem umfassenden und sinnvollen Fitnessprogramm durch Kraft- und Beweglichkeitsübungen ergänzt werden. Die folgende Darstellung richtet sich vor allem an diejenigen, die sich bislang für Krafttraining wenig interessiert haben. Wer ins Fitnessstudio geht, ist ohnehin der Gewinner. Aber auch wer kein Fitnessstudio in der Nähe hat, muss nicht auf körperliche Fitness verzichten.

Der Alltag bietet unzählige Gelegenheiten zum Trainieren, die man mit etwas Übung überall entdeckt. Laut Statistik verbringt der Mensch durchschnittlich 23 Minuten am Tag mit nutzlosem Warten. Spüren Sie also Ihre persönlichen »Wartezeiten« auf und verbringen Sie diese sinnvoll mit Minuten-Fitness-Übungen. Zum Durchführen Ihres alltäglichen Programms brauchen Sie keine langen Übungslisten. Wenige Grundübungen, die sich überall durchführen lassen, reichen für ein umfassendes Krafttraining, das die optimale Vorbereitung für Jung und Alt darstellt.

Richtiges Krafttraining bedeutet nicht, sich so zu verausgaben, dass man sich kaum noch bewegen kann, vielmehr sollte es neue Energien erzeugen. Wer das Gefühl wachsender Energien beim Krafttraining kennen gelernt hat, wird geradezu süchtig danach, wie man dies übrigens bei regelmäßig trainierenden Kraftsportlern beobachtet. Bodybuilder fühlen sich nach dem Training stark und aufgebaut. Als Ergebnis eines richtigen Krafttrainings muss ein energetisches Körpergefühl entstehen.

Durch Krafttraining Energie gewinnen

Braucht man Geräte zum Krafttraining?

Krafttraining ist also durchaus eine Quelle des Vergnügens, denn es weckt ein lustvolles Körpergefühl.
Ich werde oft gefragt, welche Geräte beim Krafttraining zu optimalen Ergebnissen führen. Meine Antwort: Sie können Ihre Kraft ganz ohne Geräte trainieren. Unterstützen Sie stattdessen Ihre Muskeln mit der Kraft Ihres Geistes. Die meisten Übungen in diesem Kapitel kann man überall ohne Hilfsmittel durchführen.

Fortgeschrittene, die ihren Körper kennen gelernt haben, kraftmäßig gut vorbereitet sind und in ein erweitertes oder professionelles Training vorstoßen wollen, kommen mit wenigen Geräten aus. Zu diesen zählen das Thera-Band, eventuell ein so genannter Zitterstab und ein Medizinball sowie eine Stange mit Gewichtsscheiben. Im Folgenden habe ich das erweiterte Krafttraining als »Profi-Übung für Fortgeschrittene« gekennzeichnet.

Qualität statt Quantität

Bevor wir uns den einzelnen Übungen zuwenden, möchte ich ein grundsätzliches Missverständnis ausräumen: Ich werde oft gefragt: »Wie oft soll ich die Übung machen?« Diese Frage ist falsch gestellt. Eine Übung, die man dreimal ganz langsam und konzentriert durchführt, bringt mehr, als wenn man sie schematisch dreißigmal macht. Um einen Muskel optimal zu aktivieren, sollte man die Bewegung geistig nachvollziehen. Die Gedanken müssen bei der Übung vollkommen auf die Muskelbewegung gerichtet sein. Mit anderen Worten: Man muss sich in den Muskel »hineindenken«. Nach sechsmaliger Wiederholung ist bei dieser mentalen Trainingsintensität der Gipfel erreicht.

**Info:
Unterschiedliche Trainingsarten**

Man unterscheidet zwischen drei verschiedenen Formen zu trainieren:

a) *6 Wiederholungen einer Übung:* Muskelaktivierungstraining – die Kraft wird gesteigert, das Potenzial entwickelt
b) *6 – 15 Wiederholungen einer Übung:* Muskelaufbau/Hypertrophie
c) *ab 20 Wiederholungen einer Übung:* Kraftausdauer

Training a) in hoher Intensität ist sehr effektiv. Der Muskelquerschnitt nimmt nicht zu. Für die Gesundheit ist diese Trainingsform – wenige Wiederholungen bei hoher Intensität – sehr empfehlenswert. Sie zeigt die schnellsten Effekte.

Für jede der oben genannten Trainingsarten gibt es die entsprechende Zielgruppe. Eine Frau mit ausgeprägten Problemzonen sollte nach a) trainieren, denn Training nach den Methoden b) oder c) stärkt diese Zonen noch zusätzlich.

Das unter c) beschriebene Training ist das anstrengendste, vorausgesetzt, man trainiert mit der Intensität, die notwendig ist, um die Kraftausdauer zu erhöhen. Bei richtiger Durchführung ist es daher für Anfänger zu intensiv.

Bewegungsgeschwindigkeit drosseln

Wenn man hingegen den Auftrag eines Physiotherapeuten oder Trainers bekommt, eine bestimmte Übung zwanzigmal zu machen, so besteht die Gefahr, dass man nur noch die einzelnen Bewegungen abzählt und seine Gedanken auf die Zahl Zwanzig richtet, nicht aber auf die einzelnen Abläufe. Die Bewegung wird immer schneller – aber inhaltslos und leider auch wirkungslos, zumindest im Hinblick auf den Kraftaufbau.

Typische Trainingsfehler

Zu schnelles Trainieren ist ein verbreiteter Standardfehler. Ob Sie selbst davon betroffen sind, erkennen Sie daran, dass sich trotz regelmäßigen Trainings an Ihrem Körper nichts mehr verändert. Ein Beispiel: Gehen wir davon aus, dass man eine Übung mit maximalem Einsatz durchführt, so braucht man sie nur einmal auszuführen, wenngleich mit einem immensen Kraftaufwand. Ich empfehle, die Übung mit einem geringeren Kraftaufwand zu machen, wobei man sie dann sechsmal durchführt. In diesem Fall erzielt man eine Kraftsteigerung. Nicht sinnvoll ist es jedoch, die Übung zwanzigmal mit geringer Intensität durchzuführen. Diesen Fehler machen häufig Frauen beim Krafttraining.

Standardfehler: Mann

Der Standardfehler der Männer besteht darin, nach Standard b) zu trainieren, und zwar mit zu viel Gewicht, ungenau und zu schnell. Wenn Untrainierte mich bitten, sie zum Krafttraining anzuleiten und zu begleiten, passiert in der Regel Folgendes: Die hochmotivierten Neusportler haben sich Höchstziele gesetzt und starten gleich zu schnell und mit enormen Gewichten. Meine Aufgabe besteht darin, ihnen zu zeigen, dass sie besser vorankommen, wenn sie nicht mit 70, sondern mit 50 Kilo Gewicht trainieren. Aber diese 50 Kilo sollen sie dann *langsam* – drei Sekunden vor, drei Sekunden zurück – über die gesamte Bewegungsamplitude drücken, wodurch ein extremer Trainingsreiz auf die Körpermuskulatur ausgeübt wird. Das Ergebnis ist in jedem Fall ein relativ schnell feststellbarer Kraftzuwachs, und meine Klienten sind überrascht und sehr zufrieden, zumal der Aufwand sich als geringer erweist, als sie erwartet hatten.

Der Standardfehler bei Frauen ist, dass sie mit zu wenig Gewicht und zu schnell trainieren. Ihre Bewegungen erinnern häufig an ein Schaukeln. Sie sollten langsamer und intensiver trainieren, damit der Reiz beim Körper ankommt.

Standardfehler: Frau

Im Hinblick auf die Gesundheit ist für beide, Männer wie Frauen, die Variante a) ideal.

Kraft durch Bewusstsein

Es mag Ihnen unglaublich erscheinen – und doch kann man selbst beim Kraftsport über das Bewusstsein Muskeln aktivieren und dadurch trainieren. Diesen Effekt wollen wir uns zunutze machen. Allein die *Vorstellung*, dass man mit angewinkelten Armen gegen eine Wand drückt – obwohl man in Wirklichkeit nur gegen Luft drückt, die Wand also nur gedacht ist –, bewirkt eine enorme Muskelaktivierung, so als ob man *tatsächlich* ächzend und schwitzend vor dieser Wand stünde. Sportgeräte werden dadurch überflüssig, denn unseren Kopf mitsamt seiner Vorstellungskraft haben wir immer und überall zur Verfügung. Und das reicht schon.

Aufrechte Wirbelsäule

Das Wichtigste beim Krafttraining ist, dass man die Wirbelsäule aufrecht hält. Hierfür ist die Rumpfmuskulatur in Bauch und unterem Rücken zuständig. Zur Aktivierung dieser Muskulatur wurden immer wieder Fitnessgeräte konstruiert. Doch ideal sind – da kein Mensch einem anderen von seiner Statur gleicht – geräteunabhängige Übungen.

Dynamisch oder statisch trainieren?

Man unterscheidet zwischen dynamischen und statischen Übungen. Bodenübungen sind zum Beispiel überwiegend dynamisch. Beim Krafttraining sollte man allerdings den Muskel so trainieren, wie man ihn im Alltag auch benutzt, d.h. statisch. Übertragen auf die Wirbelsäule bedeutet dies: Unsere Rückenmuskulatur muss die Wirbelsäule statisch halten, sie muss aufrecht und angespannt sein und darf keine Bewegung machen. Nun hat man herausgefunden, dass vor allem bei untrainierten Muskeln statische Übungen zur Kraftsteigerung die schnellsten Fortschritte erbringen. Das bedeutet, dass eine ganz einfache Übung für viele Menschen die effektivste ist, nämlich aufrecht zu sitzen.

Aufrecht sitzen: Eine intensive Kraftübung

Aufrecht sitzen ist – Sie mögen es glauben oder nicht – die intensivste Form eines Krafttrainings, zumindest wenn das Niveau zu Beginn des Trainings noch gering ist. Das aufrechte Sitzen ist das perfekte energetische Verhalten. Sobald die Wirbelsäule gestreckt wird, fließen die Körperenergien frei. Hiervon können Sie sich mit einem einfachen kinesiologischen Test überzeugen:

Kontrolle der Körperenergie

Kinesiologischer Muskeltest

Strecken Sie bei schlechter Körperhaltung den Arm aus. Nun versucht Ihr Partner den Arm nach unten zu drücken, während Sie dieser Bewegung Widerstand entgegensetzen. Beobachten Sie, wie schnell der Arm nach unten gedrückt wird. In einem zweiten Test richten Sie sich so auf, dass Ihre Wirbelsäule möglichst gerade ist. Wiederholen Sie die Übung.

Sie werden feststellen, dass im ersten Fall, also bei schlechter Körperhaltung, Ihr Arm dem Druck nur einen Widerstand von 40 Prozent entgegensetzen kann. Bei aufrechter Körperhaltung hingegen bleibt er bis zu hundert Prozent erhoben, d.h. man verfügt über mehr als doppelt so viel Kraft und Energie, wenn man sich gerade hält.

Beckenbeweglichkeit trainieren

Die Grundvoraussetzung für aufrechtes Sitzen liegt in der richtigen Beckenbewegung. Manch einer weiß nicht, was er machen soll, wenn es heißt: Becken nach vorn kippen. Gehen wir also schrittweise vor und lernen zunächst zwei Grundübungen (siehe folgenden Kasten).

Das nach vorn und hinten bewegliche Becken ist übrigens auch für die Ausgleichsgymnastik eine wichtige Voraussetzung, z.B. überall da, wo durch Nichtbenutzung Muskeln und Sehnen verkürzt wurden und Körperbalancen verloren gegangen sind. Setzen Sie sich zum Ziel, ohne Hilfsmittel wie Keilkissen auf dem Stuhlsitz oder Schuheinlagen auszukommen und stattdessen Ihr Gefühl für den Körper und seine Beweglichkeit zu entwickeln. Sobald man nämlich das rechte Beckenbewegungsgefühl entwickelt hat, wird das Keilkissen überflüssig. Und dies geschieht am ehesten durch regelmäßiges aufrechtes Sitzen.

Grundübung 1:
Becken vor- und zurückkippen

Legen Sie eine Hand auf den Bauch, die andere in gleicher Höhe auf den Rücken, und kippen Sie das Becken langsam nach vorn und nach hinten. Es darf sich nur das Becken bewegen, der Oberkörper bleibt ruhig. Wenn Sie sich nicht sicher sind, überprüfen Sie die Beckenbewegung vor dem Spiegel.
Hilfreich ist die Vorstellung, Ihr Becken sei eine mit Wasser gefüllte Schüssel. Bei der Bewegung nach vorn stellt man sich vor, das Wasser läuft vorne über; bei der Bewegung nach hinten läuft es hinten hinaus.

Grundübung 2:
Wie setzt man sich aufrecht hin?

Setzen Sie sich so auf einen Stuhl, dass das Gesäß den Sitz füllt und die Füße auf dem Boden stehen. Der Rücken ist nicht angelehnt, sondern richtet sich frei auf. Spüren Sie dabei Ihren Körpermittelpunkt und tarieren Sie diesen vorsichtig aus, indem Sie langsam den Hinterkopf immer weiter nach oben hinausräkeln.
Wenn Sie ein bis zwei Minuten in dieser Haltung aushalten, werden Sie spüren, welche Muskelkraft das aufrechte Sitzen erfordert.

Sie erkennen jetzt, dass die schlichte Übung des aufrecht Sitzens ein enorm wirkungsvolles Krafttraining darstellt. Je öfter Sie sich im Tagesverlauf daran erinnern und sich aufs Neue aufrichten, desto stärker werden Ihr Rücken und die Bauchmuskulatur.

Hat man sich die Körperspannung im Sitzen erst einmal angewöhnt, lässt sich die Übung leicht auch im Stehen und sogar im Gehen und Laufen anwenden und man verfügt über eine ganz neue Körperdynamik.

Aufbauübung 1: Schulterblätter nach hinten ziehen

Wenn Sie das aufrechte Sitzen, Stehen oder Gehen verinnerlicht haben, gehören Sie nicht mehr zu den blutigen Anfängern und können den nächsten Schritt tun: in der aufrechten Bewegung die Schulterblätter langsam nach hinten ziehen. So erhöhen Sie die Körperspannung. Versuchen Sie jedes Mal etwas länger in dieser Haltung zu bleiben. Der Kraftzuwachs Ihrer Rückenmuskulatur und nachlassende Verspannungen oder Rückenschmerzen vergelten Ihnen diese regelmäßige Anstrengung.

Gegen Schulterverspannung und zur Kräftigung der Rückenmuskulatur

Die Aufbauübung 1 mag Ihnen banal erscheinen, und doch erweist sie sich als extrem wirkungsvoll. Beobachten Sie einmal die Schulterhaltung der Menschen in Ihrer Umgebung. Sie werden feststellen, dass erschreckend viele die Schultern hochgezogen haben. Man spricht in diesem Zusammenhang von einer Dauerschutzspannung. Diese kann über die Atmung aufgelöst werden (siehe folgende Übung).

Entspannungs-
atmen

> **Aufbauübung 2:**
> **In den Rücken atmen**
>
> Während Sie sich gerade aufrichten und die Schulterblätter nach hinten gezogen haben, atmen Sie tief ein. Folgen Sie Ihrem Atem an der Wirbelsäule entlang nach unten in den Bauch. Stellen Sie sich vor, wie er sich im gesamten Rückenbereich bis hinauf in die Schultern ausbreitet. Beim Ausatmen spüren Sie, wie der Atem die Verspannungen mitnimmt und die Schultern nach unten fallen. Wiederholen Sie das Entspannungsatmen mehrere Male.

Das Dreier-Trainings-Prinzip

Im Krafttraining gibt es drei Grundbewegungen: *Kniebeugen*, *Wegdrücken*, d.h. die Druckbewegung vom Körper weg, und als Drittes das *Heranziehen*, d.h. die Zugbewegung zum Körper heran. Jeder Profisportler arbeitet mit freien Gewichten entsprechend diesen drei Grundübungen. Damit auch diejenigen, die Kraftübungen für überflüssig und lästig halten, diesen Bereich ohne großen Aufwand und sogar mit Spaß trainieren, habe ich die drei Einheiten – Kniebeugen, Wegdrücken und Heranziehen – zu einer Übung zusammengefasst. In ihr sind alle für das Krafttraining relevanten Muskeln in einer fließenden Bewegung zusammengeführt. Mit dieser wunderbar effektiven Kompaktübung können Sie ohne Zusatzgewicht trainieren – in jeder Situation und zu jeder Zeit.

Standard-Grundübung: Das Dreier-Training

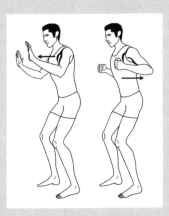

Abb. 3: Beim Dreier-Training werden drei Grundbewegungen in einer einzigen Übung kombiniert.

Stehen Sie vom Stuhl auf und gehen Sie in eine leichte Hocke, wobei das Gesäß über der Sitzfläche bleibt und der Oberkörper sich aufrichtet. Federn Sie leicht in den Knien nach und empfinden Sie, wie sich durch diese Haltung im Körper Spannung aufbaut.

Nun stellen Sie sich einen Widerstand vor Ihrem Körper vor, etwa eine gläserne Wand. Heben Sie die Arme und drücken Sie mit aller Kraft gegen diese imaginäre Wand. Dann ziehen Sie mit der gleichen Muskelanstrengung die Arme *langsam* nach hinten, angewinkelt und in Schulterhöhe seitlich am Körper vorbei, so dass sich die Schulterblätter aufeinander zu bewegen. Stellen Sie sich dabei ein gewaltiges Gewicht vor, das die Arme nach vorn und nach hinten zieht und dem Sie all Ihre Kraft entgegensetzen.

Rückenschmerzen bei ihren Ursachen beseitigen

Das täglich durchgeführte Dreier-Training ist ein wunderbarer Weg, Rückenschmerzen zu beseitigen und einen athletischen Körper zu formen. Man braucht die Übung nur sechsmal hintereinander durchzuführen, um diese Wirkung zu erzielen. Hier wirkt das Prinzip der minimalen Kontinuität (siehe Seite 78). Der Zug zum Körper und das Zusammenziehen der Schulterblätter lösen Verspannungen und Schmerzen im Nacken- und Schulterbereich. Schmerzen entstehen durch Dysbalancen und diese wiederum durch einseitige Muskelbeanspruchung.

Im oberen Rücken befinden sich verschiedene Muskelverschlingungen. Das Problem ist, dass die meisten Menschen mit den Muskelsträngen auskommen, die ohnehin schon gut ausgeprägt sind, wie der Bizeps und der große Lat(issimus)-Muskel (breiter Rückenmuskel). Daneben gibt es noch kleine Muskeln zwischen Schulterblättern und Wirbelsäule, die – selbst bei körperlich fitten Menschen – häufig abgeschwächt sind. Automatisch benutzt man nämlich die großen Muskelpakete Bizeps und Latissimus, wenn man etwas zu sich heranzieht.

Sie haben sicher schon einmal erlebt, dass bei einer bestimmten Bewegung ein Muskel gezerrt wird. Das hängt mit dem Nebeneinander von starken und schwachen Muskelgruppen zusammen, die unterschiedliche Spannungskonzepte haben. Der Physiotherapeut wird in einem solchen Fall immer zur Dehnung und Kräftigung vernachlässigter Muskeln raten. Der Körper ist immer nur so stark wie sein schwächster Muskel, und deshalb ist dessen Aktivierung so wichtig.

Aus diesem Grund aktiviert das von mir zusammengestellte Dreier-Training gerade solche Muskeln, welche die meisten Menschen nicht mehr benutzen, und es entsteht ein starker zusätzlicher Trainingseffekt. Die muskulären Dysbalancen werden ausgeglichen, und es bildet sich ein starkes zusammenhängendes Muskelkorsett am Rücken: Verspannungen treten nicht mehr auf.

Rundrücken korrigieren

Die klassische Fehlhaltung ist eine leichte Rundrückenposition. Sie geht einher mit einer Verkürzung der Muskeln auf der Oberkörpervorderseite und einer Abschwächung der Rückenmuskeln. Diese Fehlhaltung kann man korrigieren, indem man die verkürzten Brustmuskeln dehnt und die abgeschwächten Muskeln des oberen Rückens kräftigt. Auch auf dieses Problem ist das bewusste und regelmäßige Zusammenziehen der Schulterblätter die richtige Antwort.

Grundübung:
Die Rotatorenmanschette

Schulterverspannungen beseitigen

Stellen Sie sich aufrecht hin, winkeln Sie die Arme an, so dass die Ellbogen am Körper anliegen und Unterarme und Hände seitlich im rechten Winkel zur Seite ausgestreckt sind. Bewegen Sie die Hände so weit wie möglich nach hinten. Die Schulterblätter werden dabei zusammengedrückt (siehe Abbildung 4).
Führen Sie die Übung langsam durch und stellen Sie sich dabei einen Widerstand vor, gegen den Sie die Unterarme andrücken. Dadurch wird die Bewegung sehr intensiv und kraftvoll.

Abb. 4: Die Rotatorenmanschette

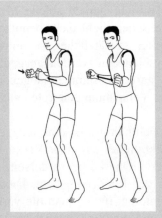

**Aufbauübung:
Rotatorenmanschette mit Thera-Band**

Zentrierung der Schultern

Ambitionierte Sportler trainieren die Rotatorenmanschette noch intensiver mit einem elastischen Thera-Band (siehe Abbildung 5). Befestigen Sie das Band (erhältlich im Sportgeschäft) beispielsweise an einem Türgriff. Ergreifen Sie beide Bandenden mit der rechten Hand. Der Ellbogen bleibt am Körper, während Sie das Band langsam von der Tür weg zum Bauch hin strecken. Dann lockern Sie das Band wieder, indem Sie die Hand langsam zurückbewegen.
Wiederholen Sie die Bewegung einige Male, dann wechseln Sie zum linken Arm.

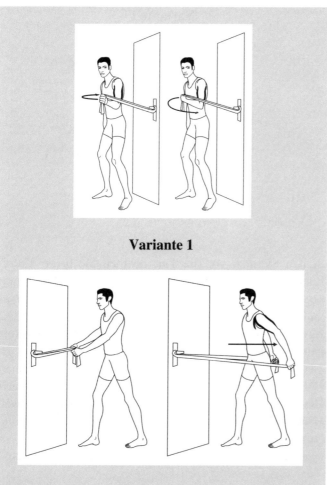

Abb. 5: Die Rotatorenmanschette mit Thera-Band

Variante 1

Abb. 6: Die Rotatorenmanschette mit Thera-Band, Variante 1

Stellen Sie sich vor die Tür, nehmen Sie in jede Hand ein Ende des Thera-Bandes und ziehen es langsam mit gestreckten Armen seitlich am Körper vorbei nach hinten *unten*. Bewegen Sie die Arme genauso zurück.

Abb. 7: Rotatorenmanschette mit Thera-Band, Variante 2

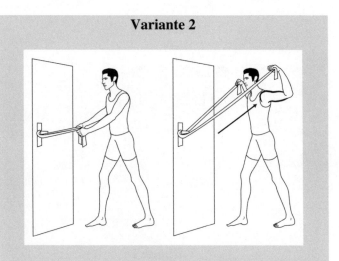

Stellen Sie sich vor die Tür, nehmen Sie beide Thera-Bandenden in je eine Hand und ziehen das Band langsam mit beiden gestreckten Armen seitlich am Körper vorbei nach hinten *oben*.
Bewegen Sie Arme genauso langsam zurück in die Ausgangsstellung.

Mit der Rotatorenmanschette können ein verschobener Oberarmkopf in der Pfanne zentriert und Schulterschmerzen verhindert werden.

Übung:
Mit dem Zitterstab die Schultern zentrieren

Bei Schulterverkalkung

Der Zitterstab (»Flexi-Bar«) ist die verschärfte Variante des Thera-Bandes. Mit ihm kräftigt man das intermuskuläre Koordinationssystem und zentriert die Schulter. Menschen mit Schulterverkalkungen sollten täglich eine Minute mit dem Zitterstab trainieren, um ihre Schulterschmerzen zu beseitigen. Der Stab besteht aus einer Stange, an deren Enden Gewichtsblöcke befestigt sind. Er gibt schnelle Impulse, bei denen dauernd die Richtung nach innen und nach außen gewechselt wird. Man hält den Ellbogen am Körper und streckt den Unterarm im Winkel von 90 Grad nach vorn aus. In der Hand hält man den Stab, den man rhythmisch von vorn zur Seite, also von innen nach außen, und wieder zurück bewegt. Früher ausschließlich ein therapeutisches Gerät, hat der Zitterstab mittlerweile auch Einzug in Fitnessstudios gefunden. Man kann ihn in Sportabteilungen kaufen.

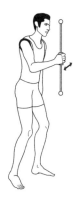

Abb. 8: Übung mit dem Zitterstab

Variationen des Dreier-Trainings

Das Dreier-Training lässt sich beliebig variieren: Auf dem Spielplatz können Mütter sich die Zeit vertreiben, indem sie zwischendurch die Zug- und Wegdrückübung an einer *Gerätestange* in Schulterhöhe machen. Die Wegdrück-Bewegung an der Stange eines Klettergerüsts ähnelt einer *Liegestütze im Stehen*. Je höher die Hände sind, desto leichter wird die Liegestütze, die aus einer liegenden Haltung am meisten anstrengt.

Rückenübung zwischendurch

Eine gute *Rückenübung* an der Gerüststange besteht darin, sich mit den Händen in Schulterhöhe an ihr festzuhalten, dabei unten hindurch zu laufen und sich dann rückwärts an die Stange heranzuziehen, so dass wiederum die Schulterblätter zusammengedrückt werden.

Kniebeugen im Alltag

Menschen, die beruflich viel reisen, suchen sich bei ihrem morgendlichen Lauf ebenfalls einen Kinderspielplatz, um zusätzlich zum Ausdauertraining ungestört ihre Kraftübungen zu machen. Hierzu gehören *Kniebeugen* vor einer Sprossenwand, bei der man sich festhält und die Übung zwecks Intensivierung auf einem Bein macht. Kniebeugen sind Bewegungen, die im Alltag relativ häufig vorkommen: bei der Gartenarbeit, beim Wäsche Aufhängen, überall da, wo man sich bückt und wieder aufrichtet. Diese Situationen sollte man zu einer bewussten Kniebeuge nutzen.

Manche Physiotherapeuten raten von Kniebeugen ab mit der Begründung, dass diese das Knie belasten. Ich bin anderer Meinung und möchte Sie auffordern, sich selbst davon zu überzeugen, dass es bei dieser Übung nur einen Punkt der Kniebelastung (bei einem Winkel von 90 Grad) gibt. Wenn man ihn überwindet, wird das Knie wieder entlastet. Ich habe mehrfach erlebt, dass Sportler mit Kniebeschwerden durch tiefe Kniebeugen die Knie wieder aufbauen konnten.

Variationen des Dreier-Trainings 67

Grundübung: Die Kniebeuge

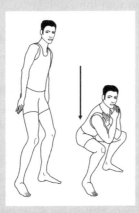

Abb. 9: Die Kniebeuge

Sie stehen mit leicht gespreizten Beinen und gehen mit aufrechtem Oberkörper langsam in die Knie. Diese bleiben über den Zehen. Wenn die Knie einen Winkel von 90 Grad bilden, ist die Kniebelastung am höchsten. Freizeitsportler hören an dieser Stelle auf. Dies ist jedoch ein Fehler. Man sollte noch tiefer in die Beuge gehen. Sie werden feststellen, dass sich die Belastung anschließend weiter nach unten, in das Schienbein und Fußgelenk, verlagert. Deshalb bitte die Knie möglichst stark beugen, bis man in Hockstellung ist. Wie tief man sich beugt, ist abhängig von der individuellen Beweglichkeit.

Tipp für Frauen: Straffung von Beinen und Gesäß

In Fitnessstudios trainieren Frauen, die Beine und Gesäß straffen wollen, an zwei Maschinen, die zuständig sind für die Adduktion und die Abduktion. Ich konnte allerdings oft beobachten, dass sich auch nach längerem Training keine Veränderungen einstellten, da die Intensität zu gering war. Es stellt sich also die Frage: Mit welchen Muskeln trainiert man am intensivsten die Beine und das Gesäß? Ein Blick auf Top-Model Cindy Crawford ist da ganz erhellend: Sie hält sich in Form, indem sie Kniebeugen mit bis zu 70 Kilogramm zusätzlichem Gewicht macht.

Eine weniger aufwändige Methode besteht darin, bei jedem Schritt bewusst das Gesäß anzuspannen, und zwar immer in dem Moment, wo das Bein hinten ist. Wenn man das Prinzip der minimalen Kontinuität (siehe Seite 78) beachtet, trägt der Wechsel zwischen Gesäßanspannung und -entspannung nachhaltig zur Entwicklung der Gesäßmuskeln bei.

Will man also einen knackigen Pomuskel und schlanke, kräftige Oberschenkel, kommt man an der intensiven Kniebeuge nicht vorbei. Fortgeschrittene benutzen die Freihantelstange und im Fitnessstudio die Multipresse. Auch ohne Geräte gibt es eine sehr effektive Kniebeuge: die einbeinige. (Siehe auch »Bridging«, Seite 75f.)

Aufbauübung: Einbeinige Kniebeuge

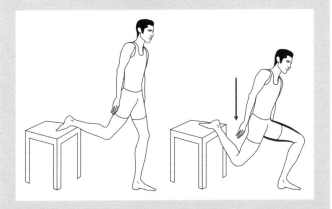

Abb. 10: Die einbeinige Kniebeuge

Ein Bein steht auf dem Boden, das andere liegt nach hinten abgewinkelt auf einem Stuhl oder der Parkbank. Je tiefer man das Knie beugt, desto größer ist die Bewegungsamplitude und desto nachhaltiger wirkt die Übung. Sie erzielen, wenn Sie sie sechsmal langsam durchführen, mit Sicherheit einen nachhaltigen Effekt.

Zur Straffung von Gesäß- und Oberschenkelmuskeln

Übungen für Frauen: Aktivierung der Brustmuskulatur

Einem »Hängebusen« kann frau durch folgende Übungen entgegenwirken:

Zur Straffung der Brust

a) lockere Variante: Im Stehen winkeln Sie die Arme an, so dass sich die Hände rechts und links neben den Schultern befinden. Nun drücken Sie die Hände gegen einen

Abb. 11: Durch den Armdruck nach unten wird die Brust angehoben.

gedachten Widerstand nach unten. Mit dieser intensiven Bewegung aktivieren Sie die untere Brustmuskulatur.

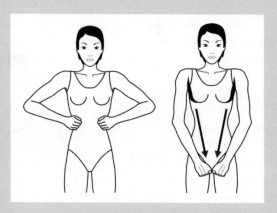

b) extreme Variante: Wirkungsvoll, aber auch sehr anstrengend ist die Liegestütze mit hoch gelegten Beinen. Sie gehen auf alle Viere, legen die Beine auf einer Bank ab und machen in dieser Stellung Liegestützen.

Für Profis

Hat man eine *Langhantelstange* (oder einen ähnlichen Gegenstand) zur Verfügung, kann man sie im Liegen nach oben drücken. Menschen mit einem guten Körpergefühl setzen die Hantelstange zusätzlich bei Kniebeugen ein, wenn sie die Grenze zwischen Unter- und Überforderung ausloten möchten. Da diese Übungen relativ anspruchsvoll sind, empfehle ich, sie mit einem Trainer abzusprechen.

Variationen des Dreier-Trainings

Profi-Übung für Fortgeschrittene: Zirkeltraining

Für ein fortgeschrittenes, hoch effektives Training braucht man eine Gewichtsstange und Zusatzgewicht. Mit diesem Gerät führt man die Übungen des Dreier-Trainings durch:
Zunächst macht man *Kniebeugen*.
Dann folgt das *Bankdrücken* für die Brust: Man liegt mit dem Rücken auf einer Bank und drückt das Gewicht über der Brust nach oben.
Die dritte Übung ist das *Kreuzheben*: Die Stange wird im Stehen vor dem Körper langsam hochgehoben.
Dieser Ablauf dauert anderthalb Minuten. Wenn man ihn vier- bis fünfmal im Wechsel und mit kurzen Pausen dazwischen wiederholt, dauert diese Übungseinheit gerade mal zehn Minuten. Zweimal pro Woche ausgeführt, bewirkt sie einen durchtrainierten, athletischen Körper.

Wenn man das Zirkeltraining beherrscht, verfügt man über einen Schlüssel, um mit minimalem Zeitaufwand zu einem athletischen Körper zu kommen. Aber diesen Übungseffekt muss man sich durch gezieltes Körperbewusstsein verdienen. Er ist nicht nach zwei Wochen zu erreichen, sondern bedarf einer langen Vorarbeit, zu der das regelmäßige aufrechte Sitzen ebenso gehört wie das Dreier-Training. Die Dauer ist deshalb erforderlich, weil die kleinen und schwachen Muskeln Zeit zum Aufbau benötigen.
Führt man diese Kraftübung mit Gewicht nämlich ohne Vorbereitung und ohne das entsprechende Körperbewusstsein durch, kann man mehr Schaden anrichten als

Nutzen daraus ziehen. Kniebeugen erfordern beispielsweise eine so große Intensität, dass der Hormonhaushalt beeinflusst wird und der Testosteronspiegel nach oben schießt. Im Körper herrscht eine Art Wachstumsklima, jedenfalls dann, wenn man gewisse Schwellen überschreitet.

Der Vorteil des Dreier-Trainings gegenüber dem Fitnessstudio

Im Fitnessstudio gibt es viele verschiedene Geräte, die alle jeweils nur einen Muskel aktivieren. Das bedeutet, dass man sich entweder einseitig trainiert oder ständig das Gerät wechseln muss, wobei man natürlich Zwischenpausen einlegt. Dadurch bleibt das Training unterhalb einer gewissen Intensität. Im Gegensatz zum Ausdauertraining braucht man beim Krafttraining jedoch eine Intensität, die anstrengend und schweißtreibend ist.

Problemfall Rundrücken

Muskelfunktionstests bei Profi-Skifahrern und Profi-Eisschnellläufern haben ergeben, dass gerade in diesen Disziplinen Rückenbeschwerden weit verbreitet sind. Das hängt damit zusammen, dass diese Sportarten mit leicht vorgebeugtem Oberkörper ausgeübt werden. Die Profis beweisen in jeder Übung, die in vorgebeugter Haltung durchgeführt wird, ungeheure Kraft. Doch sobald sie in die gegenteilige Endstreckung nach hinten gehen, fehlt ihnen die Kraft, d.h. der Rückenstreckermuskel ist bei ihnen abgeschwächt und benötigt eine zusätzliche Stimulierung.

Haltungsschäden vorbeugen

Ich erwähne dieses Beispiel, weil die vorgebeugte Fehlhaltung leider sehr verbreitet ist, auch unter Nicht-Sportlern. Die aufrechte Wirbelsäule hat normalerweise eine S-Form, mit einem leichten Hohlkreuz in der Lendenwirbelsäule. Bei vielen Menschen ist diese Höhlung verloren gegangen und durch eine Rundung ersetzt – ein Problem mit nachhaltigen Folgen, das zu Verspannungen und langfristig zu Haltungsschäden führt. Es beeinträchtigt den gesamten Bewegungsablauf, da das Becken immer unbeweglicher wird: Besonders bei älteren Männern beobachtet man aus genau diesem Grund eine gewisse Steifbeinigkeit beim Gehen. Hier helfen Beckenkippbewegungen (siehe Seite 56) und insbesondere Kräftigungsübungen zur Überstreckung der Wirbelsäule.

**Grundübung:
Kräftigung des unteren Rückens**

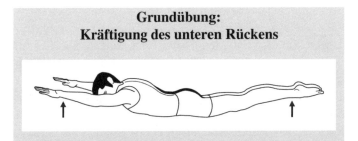

Ganzkörperspannung

Abb. 12: Übung zur Kräftigung des unteren Rückens

Legen Sie sich auf den Bauch und strecken Sie die Arme nach vorn aus. Diese Streckung verstärken Sie, indem Sie die Hände und Füße vom Boden abheben. Bleiben Sie fünf bis zehn Sekunden in der Streckung, dann legen Sie Hände und Füße wieder auf dem Boden ab. In dieser Haltung wird der gesamte Rücken aktiviert, von den Beinen bis zum Kopf.

Oberkörper-
spannung

Abb. 13: Übung
zur Kräftigung des
oberen Rückens

**Aufbauübung:
Kräftigung des oberen Rückens**

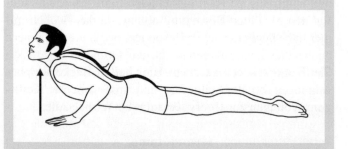

Legen Sie sich auf den Bauch und stützen Sie sich in Schulterhöhe rechts und links mit den Händen ab. Dann drücken Sie den Oberkörper hoch. Wieder wird die Wirbelsäule überdehnt, wobei Sie die Bewegung mit den Armen zusätzlich unterstützen. Diese Übung trainiert speziell das obere Rückenstreckersegment und ergänzt die Ganzkörperstreckung. Sie ist eine ideale Ergänzungsübung für Sportler.

Bandscheiben-
vorfall

**Praxisbeispiel:
Rückenstrecker-Übungen**

Dr. Peter Alexander (58), Gerichtspräsident in München und leidenschaftlicher Tennisspieler, war nach einem Bandscheibenvorfall und negativen Prognosen der Ärzte entmutigt im Hinblick auf seine weiteren sportlichen Betätigungen. Er hatte sich bereits damit abgefunden, sich nicht mehr schmerzfrei bewegen zu können, geschweige denn je wieder Tennis zu spielen.

> Ich ermutigte ihn zu einer kleinen täglichen Kräftigungsgymnastik mit Rückenstreckübungen – mit dem Ergebnis, dass wir uns vier Wochen später auf dem Tennisplatz verabredeten, wo ich einem strahlenden Spieler gegenüberstand.

Zur Stärkung der Bauchmuskeln sind statische Übungen sehr effektiv. Bei statischen Übungen wird die Bewegung von außen nicht sichtbar. Das bewusste Anspannen bestimmter Muskelgruppen kann man jederzeit und überall durchführen, weswegen ich wiederum vor allem an Ihr Körperbewusstsein appelliere.

Bauchmuskeltraining

Grundübung:
Anspannung der Bauchmuskeln

Vergegenwärtigen Sie sich immer wieder Ihren Körper: Richten Sie sich auf und spannen Sie die Bauchmuskeln an. Atmen nicht vergessen. Steigern Sie allmählich die Verweildauer in dieser Haltung. In dieser drückt die Wirbelsäule gegen das Hohlkreuz und richtet den Rücken auf.

Kräftigung der Bauchmuskeln

Grundübung:
»Bridging«

Legen Sie sich auf den Rücken, die Arme neben dem Körper. Stellen Sie die Füße hüftbreit nebeneinander auf und heben Sie langsam das Becken vom Boden ab, so weit es geht. In dieser Haltung strecken Sie 30 Sekunden

Für straffen Po und straffe Beine

lang erst das eine, dann das andere Bein als Verlängerung der Körperlinie weit nach vorn. Anschließend stellen Sie das jeweilige Bein wieder auf den Boden und legen den Körper langsam, Wirbel für Wirbel, ab. Zum Schluss strecken Sie die Beine aus.

Abb. 14: Bridging

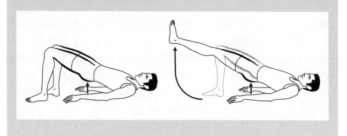

**Tipp:
Wurftraining mit Medizinball**

Übung für Golfer und Tennisspieler

Ambitionierte Sportler schaffen sich einen Medizinball an, den sie, mit angewinkelten Beinen am Boden sitzend (»Verwringung«), seitlich gegen die Wand werfen und wieder auffangen. Besonders geeignet ist diese muskelaufbauende Übung für Menschen, die einen einseitigen Sport wie Golf oder Tennisspielen betreiben. Dabei führen sie die immer gleichen Rotationsbewegungen aus dem Rumpf durch. Mit dem Ball können sie gezielt die andere Richtung aktivieren und sich so ausgleichen.

Schwimmen macht stark

Nicht zuletzt sei das Schwimmen in diesem Kapitel erwähnt. Im Gegensatz zu dem, was üblicherweise angenommen wird, ist das Schwimmen weniger ein Ausdauertraining als vielmehr reines Krafttraining – jedenfalls dann, wenn man auf Tempo schwimmt. Sie merken dies an einem beschleunigten Puls.

> **Tipp:**
> **Panter-Stehen**
>
> Im letzten Kapitel habe ich bereits den Panter als Vorbild beim Laufen genannt. Hier möchte ich ihn nochmals bemühen, und zwar im Zusammenhang mit der Kraftgewinnung beim Stehen.
> Je stärker die Muskeln im Fußgewölbe sind, desto mehr Energien werden freigesetzt. Dies können Sie bewirken, indem Sie so oft wie möglich folgende Übung machen: Konzentrieren Sie sich auf Ihre Füße, spannen Sie das Fußgewölbe an, so dass Sie nur noch mit den Fußrändern und Zehen Kontakt zum Boden haben. Drücken Sie abwechselnd die Zehen nach unten und bewegen sie nach oben. Dadurch wird die Fußmuskulatur gekräftigt und die Körperstatik verbessert.

Zur Steigerung der Körperenergie

Richtig stark wird Ihr Training erst durch die Kombination von sanftem Ausdauertraining und hartem Krafttraining sowie, als dritter Übungskomponente, Ausgleichs- und Beweglichkeitsübungen, die ich im nächsten Kapitel ausführlich darstelle. Letztere erhöhen die Energieflüsse im Körper, beschleunigen den körperlichen Umbau, bei dem Fett abgebaut und Muskeln aufgebaut werden, und runden das Training zu einer ganzheitlichen Einheit ab.

Das Prinzip der minimalen Kontinuität, oder: Steter Tropfen ...

Stellen Sie sich vor, Sie hätten seit Ihrer Geburt täglich einen Euro gespart. Wahrscheinlich wäre mittlerweile eine ganz erfreuliche Summe beisammen, und dies ohne bemerkenswerten Aufwand. Bei körperlichen Aktivitäten verhält es sich ebenso: Wenn man Tag für Tag 30 Sekunden bewusst aufrecht sitzt, erhält man sich seine Körperkraft ein Leben lang, auch wenn der Einsatz minimal erscheint.

Durch die Regelmäßigkeit, mit der man bestimmte Bewegungen durchführt, kann man dem Abbau körperlicher Fähigkeiten bis ins hohe Alter entgegenwirken. Für eine körperliche Weiterentwicklung sind zusätzliche Übungen erforderlich, doch zum Erhalt reicht tatsächlich die eine bevorzugte Übung.

Menschen mit akuten Rückenschmerzen kann ich an dieser Stelle ermutigen: Wenn Sie nach dem Prinzip der minimalen Kontinuität leben, wird Ihnen schon ein Satz Bauch- und ein Satz Rückenübungen pro Tag baldige Linderung verschaffen.

Beispiele für die Bedeutung der minimalen Kontinuität gibt es in großer Zahl. Ich möchte in diesem Zusammenhang den erfolgreichen Managementtrainer Thomas Baschab erwähnen, der immer wieder auf seinen auffallend durchtrainierten Oberkörper angesprochen wird. Sein Erfolgsrezept liegt in einer einmal am Tag durchgeführten Serie von Liegestützen begründet.

Regelmäßigkeit und Körperintelligenz

> **Praxisbeispiel**
>
> Während eines Seminars lernte ich einen sechzigjährigen Mann kennen, der zehn Jahre jünger wirkte, körperlich ausgesprochen fit war und über eine erstaunliche Ausstrahlung verfügte. Wenn wir in der Gruppe gemeinsam liefen, hielt er sich als Einziger nicht an meine Vorschläge. Vielmehr lief er schnell, machte zwischendurch Sprints und blieb dann wieder zurück, um irgendwelche Übungen zu machen, die ihm gerade in den Sinn kamen. Kurzum: Sein Stil war wirr und unkoordiniert.
> Und doch war der Mann ein Phänomen. Sein Geheimnis war meiner Meinung nach seine Körperintelligenz: Er bewegte sich nicht aus Vernunftgründen, sondern weil ihm die Bewegung offensichtlich Lust bereitete. Jahrzehnte lang hatte er Tag für Tag auf seine Weise Sport getrieben, und sein Körper zeigte ihm über sein hoch entwickeltes Lustgefühl, was für ihn gut war.

Auf einen Blick: Krafttraining

- Nutzen Sie leere Wartezeiten für Kraftübungen (Seite 49).
- Denken Sie sich bei jeder Übung in Ihren Muskel hinein. Mit mentaler Unterstützung ist das Training sehr viel intensiver (Seite 53).
- Testen Sie den Zusammenhang zwischen Körperhaltung und Kraft mit einem kinesiologischen Muskeltest (Seite 55).
- Beachten Sie das Prinzip der minimalen Kontinui-

tät: Sie profitieren maximal, wenn Sie regelmäßig trainieren, und sei es nur mit einer kleinen Übung.

Kraftübungen ohne Hilfsmittel

- Aufrichten der Wirbelsäule (Seite 54)
- aufrecht sitzen (Seite 54, 56)
- Becken vor- und zurückkippen (Seite 56)
- aufrecht stehen und gehen (Seite 57)
- Schulterblätter nach hinten ziehen (Seite 57)
- in den Rücken atmen (Seite 58)
- Kompaktübung Dreiertraining (Seite 58f.)
- Rotatorenmanschette (Seite 61f.)
- Kniebeugen, überall (Seite 66f.)
- Kniebeugen auf einem Bein (Seite 69)
- Brustkräftigung für Frauen (Seite 69f.)
- Liegestütze mit hoch gelegten Beinen (Seite 70)
- Kräftigung des unteren Rückens (Seite 73)
- Kräftigung des oberen Rückens (Seite 74)
- Anspannung der Bauchmuskeln (Seite 75)
- Bridging (Seite 75f.)
- Schwimmen (Seite 76)
- Panter-Stehen (Seite 77)

Kraftübungen mit Hilfsmitteln

- Rotatorenmanschette mit Thera-Band (Seite 62f.)
- Rotatorenmanschette mit Zitterstab (Seite 65)
- Zug- und Wegdrückübung an der Gerätestange auf dem Kinderspielplatz (Seite 65)
- Langhantelstangentraining (Seite 70)
- Zirkeltraining für Fortgeschrittene (Seite 71)
- Wurftraining mit Medizinball (Seite 76)

AUSGLEICHS- UND BEWEGLICHKEITSTRAINING

In der Sportwissenschaft ist neben Ausdauer und Kraft auch der Bereich des Ausgleichs- und Beweglichkeitstrainings wichtig. Leider wird dieser hierzulande noch nicht ausreichend ernst genommen. Er wird vor allem durch östliche Disziplinen wie Yoga, Tai Chi u.Ä. abgedeckt. Das Ausgleichs- und Beweglichkeitstraining ist wegen der enormen Energiegewinnung von Bedeutung. Es wäre ein riesiger Fehler, diesen Bereich zu unterschätzen.

Auch wenn die Übungen langsam und auf den ersten Blick wenig kraftzehrend sind, bewirken sie viel im Körper: Sie beschleunigen den Stoffwechsel und erhöhen den Energie-Level. Beweglichkeit ergänzt in idealer Weise Ausdauer und Stärke. Nur wer alle drei Bereiche trainiert, wird seine Kräfte optimal entfalten und seine Gesundheit ein Leben lang erhalten.

Die meisten Menschen haben mit zunehmendem Alter Defizite in der Körperbeweglichkeit, was sich in Fehlhaltungen mit entsprechenden Muskelverkürzungen und Schmerzen niederschlägt. Bevor ich Ihnen zeige, wie man dies durch gezielte Übungen verhindern bzw. rückgängig machen kann, möchte ich einige grundsätzliche Anmerkungen zur optimalen Wirkung von Beweglichkeitsübungen anbringen.

Wie soll man üben, um Veränderungen zu erreichen? Um diese Frage zu beantworten, werfen wir einen Blick auf das Verhalten von Kindern: Sie haben noch nicht, wie so viele Erwachsene in der westlichen Welt, die Zeit aufgeteilt in sinnvolle und sinnlose Aktivitäten. Für sie

Freude statt Kosten-Nutzen-Rechnung

ist Handeln und Sein noch eins: Wenn sie sich bewegen, dann nicht, weil sie denken: »Bewegung ist gesund, also bewege ich mich«, sondern weil die Bewegung ihnen Spaß macht. Das kindliche Spiel bringt das subjektive Empfinden mit den objektiven Erfordernissen in Einklang, und es nimmt sich dabei Zeit.

Daran sollten wir Erwachsenen uns orientieren. Der Umgang mit der Zeit steht am Anfang jeglicher Veränderung. Um körperlich und seelisch gesund zu bleiben oder zu werden, müssen die meisten Menschen Zeit neu definieren: sich vom Kosten-Nutzen-Prinzip lösen (»Wie viel Zeit kann ich täglich für Gesundheit/Sport/Meditation etc. erübrigen?«) und stattdessen Freude an der Beschäftigung mit sich selbst und ihrem Körper entdecken. Leid manifestiert sich oft in körperlichen Verspannungen. Die beim Beweglichkeitstraining verbrachte Zeit sollte also gleichzeitig den Zweck erfüllen, dass man innerlich zur Ruhe kommt. Sie kann daher auch sehr gut kombiniert werden mit einer Entspannungsübung (siehe Kapitel 5). Aus dieser Neudefinition ergeben sich einige grundsätzliche Regeln für die Entwicklung der Körperbeweglichkeit:

Regeln zur Durchführung von Beweglichkeitsübungen:

- sich Zeit nehmen und den Körper nicht erschrecken
- Positionen aussuchen, in denen man sich möglichst lange (für Minuten) halten kann
- bewusstes Atmen
- durch mentale Unterstützung die Wirkungsintensität verstärken
- loslassen

Die eigene Beweglichkeit erzeugt ein unglaublich schönes Körpergefühl, und dieses wiederum macht Lust auf Dehnbewegungen. Leider nehmen die meisten Trainingsprogramme diese nicht ernst genug. Während das Laufen, Krafttraining usw. in großer Ausführlichkeit abgehandelt werden, wird das »Stretching« gewissermaßen als Fußnote behandelt und beansprucht im Training gerade mal ein paar Minuten. Mangelnde Beweglichkeit aber beschleunigt das Altern. Je unbeweglicher wir werden, desto schlechter bewegen wir uns logischerweise.

Das therapeutische Beweglichkeitstraining ist also extrem notwendig, besonders für Männer, die sich normalerweise eher dem Kraft- und Ausdauertraining widmen, die Beweglichkeit aber vernachlässigen. Umgekehrt sind Frauen oft relativ beweglich, weisen aber Defizite im Ausdauer- und Kraftbereich auf. Dass die meisten in dem Bereich trainieren, in dem sie ohnehin stark sind, und ihre Schwachstellen vernachlässigen, ist bedauerlich, denn gerade dort, wo Defizite sind, kann man am Anfang die erfreulichsten Fortschritte erzielen. Frauen, die sich ihr Leben lang auf ihre Beweglichkeit konzentriert haben, werden bei zusätzlichem Krafttraining ein riesiges neues Potenzial entdecken, und umgekehrt werden Fitnessstudio-erprobte Männer in einem Yoga-Kurs großartig vorankommen.

Riesenfortschritte durch Training im Defizitbereich

Ich spreche hier aus eigener Erfahrung: Noch nie habe ich mich so gut, so athletisch und energiereich gefühlt wie nach dem Yoga – nicht in all den Jahren intensiven Ausdauer- und Krafttrainings. Und auch bei Sportlern, die ich trainiert habe, konnte ich beobachten, dass ihre Kraftfähigkeiten vervielfältigt wurden, nachdem sie ihr Programm vom bisher überwiegenden Krafttraining auf je ein Drittel Kraft-, Ausdauer- und Beweglichkeitstraining verteilten.

Mit der richtigen Beckenbewegung zum Ausgleich

Die wichtigste Bewegung im Ausgleichstraining ist die Beckenbewegung. Es gibt eine wunderbare Übung, die das Becken umfassend bewegt, dabei die Wirbelsäule nach oben schiebt bzw. nach unten zieht und zum Schluss auch noch die Kopfhaltung entsprechend verändert. Deshalb ist sie in jedem guten Trainingsprogramm enthalten: die Rundrücken-Hohlkreuz-Übung, auch »Katzenbuckel« genannt. Diese Übung kann gar nicht hoch genug geschätzt werden. Mir sind Fälle bekannt, bei denen allein diese Bewegung die Wirbelsäule bei Bandscheibenvorwölbungen wieder korrigieren konnte.

Die essenzielle Körperbewegung

In der chinesischen Kunst der Körperbewegung gilt: Hat man eine Bewegung in ihrem Wesen und ihrer Bedeutung erfasst, dann beherrscht man alle Bewegungen. Meiner Meinung nach ist die Rundrücken-Hohlkreuz-Übung die Mutter aller Bewegungen.

Wer regelmäßig Wirbelsäulengymnastik macht oder zum Physiotherapeuten geht, kennt diese Übung bereits, und doch bleibt ihre Essenz den meisten Menschen verborgen, weil sie die Schutzspannung des Körpers während der Übung nicht auflösen und steif bleiben. Unterstützen Sie daher diese Übung durch intensive Atmung. Im Vierfüßler-Stand, bei dem die Wirbelsäule vollkommen entlastet ist, kann man sie besonders gut erlernen. Später lässt sie sich auch in anderen Haltungen durchführen, im Sitzen ebenso wie beim Stehen.

Übung:
Rundrücken-Hohlkreuz-Bewegung

Gehen Sie in den Vierfüßler-Stand, d.h. knien Sie sich auf alle Viere. Machen Sie einen Rundrücken, indem Sie den oberen Rücken wie einen Buckel fest nach oben hinausdrücken. Das Becken bewegt sich nach hinten, der Kopf folgt der Bewegung und sinkt auf die Brust.

Dann schieben Sie das Becken vor, wobei der Rücken ins Hohlkreuz geht und der Kopf sich nach oben aufrichtet.

Diese Übung wird ganz langsam durchgeführt, so dass Sie jeder Wirbelbewegung nachspüren können. Wiederholen Sie sie einige Male.

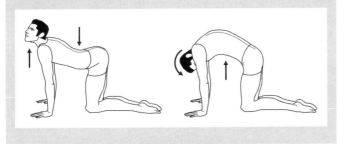

Abb. 15: Die Rundrücken-Hohlkreuz-Übung

Praxisbeispiel

Der 53-jährige Münchner Managing Director von Tiffany & Co., Herr Wolfgang Bierlein, erlitt einen Bandscheibenvorfall. Als ich mit ihm telefonisch einen gemeinsamen Trainingstermin vereinbaren wollte, winkte er nur ab: Er könne sich nicht bewegen und werde am nächsten Tag operiert.

Bandscheibenvorfall

> Da wir uns nicht ins Bett legen sollen, wenn es uns schlecht geht, sondern stattdessen besser den Körper zur Selbsthilfe anregen, suchte ich ihn auf und machte eine einfache kleine Rundrücken-Hohlkreuz-Übung mit ihm. Tatsächlich knackte es in seinem Rücken: Das System kam wieder ins Lot, die Schmerzen waren verschwunden und der Operationstermin konnte abgesagt werden – nach zwei Wochen einfacher Trainingsübungen.

Das obige Beispiel (siehe voranstehenden Kasten) zeigt deutlich: Wenn wir bereit sind, Eigenverantwortung für unseren Körper zu übernehmen, können wir mit kleinen Maßnahmen sogar große Operationen vermeiden.

Die Rundrücken-Hohlkreuz-Bewegung hilft, das Bewusstsein für den Lendenwirbelbereich zu schärfen und die Sprache von Rückenschmerzen zu verstehen. Manchmal signalisiert der Körper mit einem Schmerz, dass man zu lange unbeweglich war. Die richtige Reaktion auf diese Art von Schmerz besteht darin, sich zu bewegen, und nicht, sich ins Bett zu legen.

Mit Bewegung gesund bleiben

Die Neigung sich zu schonen ist in den meisten Fällen wenig hilfreich. Eine alte Redensart lautet: »Wer liegt, der stirbt«, oder auch weniger drastisch: »Wer rastet, der rostet.« Wenn man liegt, entwickeln sich die Energien und Körperkräfte dramatisch zurück. Gerade ältere Menschen sollten sich dem falschen Schonungsgedanken widersetzen, denn Bewegung, zumal im Freien, wirkt dem Muskelabbau entgegen, stärkt das Immunsystem und beschleunigt dadurch insgesamt die Gesundung.

Mangelnde Bewegung hingegen macht den Gang unsicher, so dass die Gefahr des Stolperns und Fallens steigt.

Und die Gefahr, dass sich die zuerst zitierte Redensart dann doch bestätigt, steigt im Fall eines Knochenbruchs mit monatelanger Bettlägerigkeit. Lassen Sie sich nicht ans Bett fesseln! Nicht einmal mit einem Oberschenkelhalsbruch müssen Sie auf tägliche Ausfahrten in die Natur verzichten. Leihen Sie sich beispielsweise einen Rollstuhl aus, der Sie mobil macht.

Der Sinn regelmäßiger Dehnung

Unser Körper ist ein geschlossenes System, in dem es für Fehlhaltungen verschiedene Ursachen gibt. Dass viele Menschen ihr Becken nicht mehr bewusst ansteuern und bewegen können, liegt daran, dass sie verkürzte Muskeln haben. Diese ziehen, wie bei einem Expander, das Becken nach hinten. Dadurch wird der Rücken rund.

**Test:
Sind Ihre Beinmuskeln verkürzt?**

Wenn Sie wissen wollen, ob Sie von einer Verkürzung der Oberschenkel-Rückseitenmuskeln betroffen sind, machen Sie einen Test: Beugen Sie sich mit durchgedrückten Beinen so weit wie möglich nach unten: Können Sie mit ausgestreckten Händen den Boden berühren? Wenn ja, verfügen Sie über eine normale Beweglichkeit.

Frauen schneiden bei obigem Test (siehe voranstehenden Kasten) besser ab als Männer. Besonders ältere Männer erreichen mit den Fingerspitzen oft nur noch die Knie.

Ihre Muskeln an der Rückseite der Oberschenkel sind dramatisch verkürzt, das Becken wird durch die zu kurzen Muskeln ständig nach hinten gehalten und kann sich nicht mehr nach vorn bewegen. Durch diese eine – mit richtiger Dehnung zu behebende – Ursache ist die gesamte Körperbeweglichkeit eingeschränkt. In diesem Zusammenhang ist interessant, dass beispielsweise in China die immense Bedeutung der Dehnung den Menschen bewusst ist: Man sieht sie überall in Parks, wie sie entsprechende Übungen machen.

Dehnen mit Muße

Obwohl »Stretching« im Trend liegt, kennt kaum jemand die Bedeutung der Dehnung. Die meisten Jogger stellen sich nach ihrem Lauf an eine Parkbank und stretchen innerhalb von zwei Minuten die Oberschenkel-Vorderseite, -Rückseite, -Innenseite und -Außenseite und die Waden. Aber beim Dehnen gilt das Gleiche wie für den Fettstoffwechsel: Der Körper verlangt, dass man sich etwas Zeit nimmt und vor allem die Bewegung mit Bewusstheit durchführt. Geht man ihn zu schnell und hart an, macht er sofort zu. Man muss ihn weich und langsam aktivieren und mit gezielter, entspannender Atmung vorwärts schreiten. Eine Dehnposition darf nicht anstrengen oder belasten.

Grundübung 1:
Oberschenkel-Rückseite richtig dehnen

Dehnung im Stehen

Jeder Trainer empfiehlt zur Dehnung der Oberschenkel-Rückseite, dass man sich vor eine Bank oder einen Tisch stellt, erst das eine, dann das andere Bein ausgestreckt darauf legt und in dieser das Bein entlastenden Position insgesamt zwei oder gar fünf Minuten verharrt.

Der Dehnungseffekt, der ja besonders bei bereits verkürzten Muskelsträngen notwendig ist, stellt sich dann ein, wenn man diese Zeit genießt und als Geschenk betrachtet. Dies ist leichter möglich mit der folgenden Übung, da man sie in einer bequemeren Position durchführen kann.

Grundübung 2:
Oberschenkel-Rückseite richtig dehnen

Setzen Sie sich mit den Schultern seitlich zur Wand auf den Boden, drehen Sie sich mit dem Gesäß zur Wand hin und strecken Sie dabei Ihre Beine an der Wand entlang seitlich in die Höhe. Bringen Sie das Gesäß so nah wie möglich an die Wand heran, während die Beine nach oben ausgestreckt an der Wand lehnen.

Dehnung im Liegen

Wer verkürzte Oberschenkel-Rückseitenmuskeln hat, wird mit dem Gesäß nicht an die Wand stoßen. Seine Beine bilden keinen Winkel von 90 Grad zum Körper, sondern vielleicht nur einen von 70 Grad. Wiederholen Sie diese Übung anfangs täglich für zehn Minuten, und versuchen Sie dabei immer näher mit dem Gesäß an die Wand zu kommen. (Siehe auch Abbildung 16.)

Geduld lohnt sich. Wenn Ihnen die vollständige Dehnung möglicherweise auch erst nach einigen Wochen gelingt, haben Sie Ihrem Körper doch eine neue Beweglichkeit geschenkt, die Ihnen viele Beschwerden ersparen wird. Intensivieren lässt sich die Übung dadurch, dass man die Fußspitzen nach oben streckt.

Dehnung im Sitzen

Da sich die Muskeln der Oberschenkel-Rückseite schnell verkürzen, sei hier noch eine ergänzende Dehnungsübung genannt:

**Grundübung 3:
Oberschenkel-Rückseite richtig dehnen**

Auf dem Boden sitzend, beugt man sich mit ausgestreckten Armen so weit wie möglich zu den Füßen vor. Häufig brechen Anfänger dieses Training bei gestreckten Beinen ab, weil die Haltung unbequem ist und sie kaum vorankommen. Deshalb mein Tipp zum Durchhalten: Beginnen Sie mit einem Trick. Führen Sie die oben beschriebene Dehnübung im Sitzen mit angewinkelten Knien durch. Umfassen Sie mit den Händen Ihre Füße und strecken Sie langsam und gefühlvoll die Beine durch. Atmen Sie dabei in den Rücken. (Zur Atmung siehe Seite 58.)

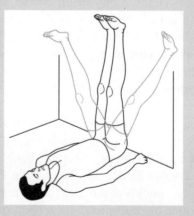

Abb. 16: Dehnung der Oberschenkel-Innenseiten

Aufbauübung:
Dehnung der Oberschenkel-Innenseiten

Die Dehnung kann man auf die Oberschenkel-Innenseitenmuskeln ausweiten, indem man die Beine, die nach oben an der Wand lehnen, seitlich auseinander fallen lässt bzw. spreizt (siehe Abbildung 16). Bei Männern sind diese Muskeln häufig verkürzt, was zu energetischen Blockierungen auch im sexuellen Bereich führt. Deshalb möchte ich Ihnen diese Übung, die dem entgegenwirkt, ganz besonders ans Herz legen.

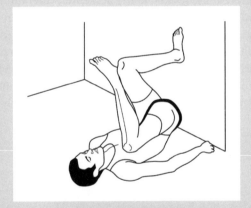

Abb. 17: Dehnung der Gesäßmuskeln

Aufbauübung:
Dehnung der Gesäßmuskeln

Man winkelt aus der Rückenlage ein Bein an und legt das andere darüber, so als ob man mit übergeschlagenen Beinen sitzt, nur dass dies oben an der Wand geschieht.

Mit der Dorn-Methode Wirbel und Gelenke gesund erhalten

Ein weit verbreitetes Problem sind Nacken- und Schulterschmerzen. Sie entstehen häufig durch einseitige Muskelbeanspruchung und daraus resultierende Verschiebungen der Wirbel. Der medizinische Laie Dieter Dorn entwickelte eine sanfte Methode zur Gelenk- und Wirbeltherapie, bei der verschobene Wirbel mit Daumendruck vom betroffenen Patienten selbst eingerichtet werden. Die Dorn-Methode wird auch von Orthopäden und anderen medizinischen Fachleuten anerkannt. Ihre Wirksamkeit hat sich in meiner Praxis in vielen Fällen bestätigt, weswegen ich Ihnen hier zwei Übungen weitergeben möchte: eine zum Entlasten einer verspannten Halswirbelsäule, die oft Nackenschmerzen und Migräne hervorruft, und eine ebenso leicht durchzuführende wie effiziente Übung zum Ausgleich unterschiedlicher Beinlängen.

Nackenschmerzen und Migräne beseitigen

Übung:
Verspannte Halswirbelsäule entlasten

Legen Sie die Fingerspitzen beider Hände links und rechts gegen die untere Halswirbelsäule. Schütteln Sie leicht den Kopf, während Sie mit sanftem Druck die Wirbelsäule nach oben entlang ertasten. Spüren Sie eine Unregelmäßigkeit der Wirbel, dann drücken Sie an dieser Stelle fester mit den Fingern gegen die Wirbelsäule, wobei Sie die Kopfbewegung von links nach rechts fortsetzen. Durch diese Bewegung schiebt sich ein herausgedrückter Wirbel in die richtige Position zurück.

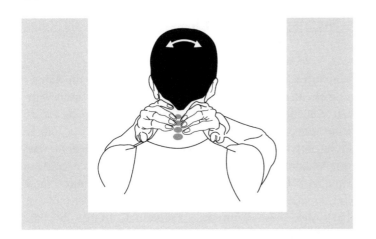

Abb. 18: Verspannte Halswirbelsäule entlasten

Nach dieser Übung werden Sie feststellen, dass sich der Kopf viel leichter hin- und herbewegen lässt. Ich empfehle sie allen, die zu Nackenbeschwerden neigen, zur regelmäßigen Regulierung der Halswirbelsäule und zur Vermeidung langfristiger Schäden. Auch zur energetischen Öffnung eignet sie sich, etwa zwischendurch bei der Arbeit immer dann, wenn man sich angespannt fühlt und eine Pause benötigt.

Beinlängendifferenz ausgleichen

Bei den meisten Menschen weisen die Beine unterschiedliche Längen auf, teilweise mit Differenzen von mehreren Zentimetern. Es versteht sich von selbst, dass sich solche Unterschiede auf die gesamte Körperstatik auswirken. Tatsächlich gehen die meisten orthopädischen Beschwerden auf Beinlängendifferenzen zurück, was oft genug zu komplizierten medizinischen Behandlungen führt, meiner Erfahrung nach aber erstaunlich oft mit ganz einfachen Übungen behoben werden kann.

Übung:
Beinlängendifferenz ausgleichen

Legen Sie sich entspannt hin und winkeln Sie das längere Bein so an, dass Oberschenkel und Rumpf einen Winkel von 90 Grad bilden. Handelt es sich um das rechte Bein, legen Sie nun die rechte Hand unter das Bein in Höhe der Stelle, wo das Bein ins Gesäß übergeht, und drücken fest dagegen. Währenddessen strecken Sie das Bein aus, bis es wieder normal neben dem linken Bein liegt.

Falls das linke Bein das längere ist, führen Sie die Übung durch, indem sie mit der linken Hand den Druck auf die Stelle zwischen Oberschenkel und Gesäß ausüben, während Sie das linke Bein aus der angewinkelten Position zurück auf den Boden legen.

Falls Sie nicht wissen, welches Bein das längere ist, machen Sie die Übung mit beiden Seiten. Besonders wirkungsvoll ist sie nach einer längeren Zeit des Liegens oder Sitzens. Führen Sie die Übung anfangs ungefähr drei Wochen lang regelmäßig durch. Anschließend reicht es, sie gelegentlich zu wiederholen.

Abb. 19: Beinlängendifferenz ausgleichen

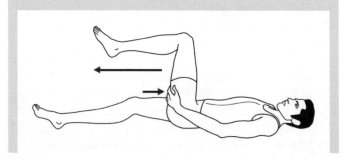

Aufbauübung:
Beinlängendifferenz mit dem Therapiekreisel ausgleichen

Therapiekreisel werden in ärztlichen und therapeutischen Praxen eingesetzt, sie können aber auch überall in Sport- oder Spielabteilungen erstanden werden.
Ziehen Sie sich eine enge Hose an. Stellen Sie sich zur Kontrolle vor einem Spiegel auf den Kreisel und versuchen Sie darauf das Gleichgewicht zu halten. Bei ungleicher Beinlänge kippt man zur Seite. Wenn dies der Fall ist, bemühen Sie sich darum, auf dem Kreisel stehen zu bleiben und so Ihre Hüfte wieder ins Lot zu bekommen.

Weitere Übungen zum Wohlbefinden

Hier möchte ich noch zwei Übungen darstellen, die mir sehr am Herzen liegen, da sie dazu beitragen, einen gesunden Rücken zu erhalten.

Übung:
Mobilisierung des unteren Rückens

Legen Sie sich auf den Rücken und winkeln Sie ein Bein an. Mit der Gegenhand ziehen Sie das Knie über das andere Bein in Richtung Boden. Der Kopf bewegt sich gleichzeitig zur anderen Seite, so dass die Wirbelsäule verdreht. Atmen Sie in dieser Haltung tief ein und aus, dann wechseln Sie die Seite. (Siehe Abbildung 20)

Ischias-Beschwerden vorbeugen

96 Ausgleichs- und Beweglichkeitstraining

Abb. 20: Stabilisierung des unteren Rückens

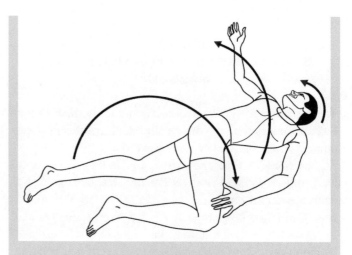

**Feldenkrais-Übung:
Rückenverspannungen lösen**

Bei Rückenverspannungen

Abb. 21: Verspannungen im Rücken lösen

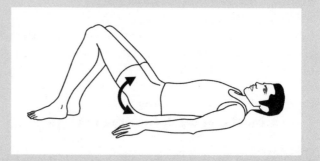

Sie liegen mit gestreckten Beinen auf dem Rücken und spüren dem Abstand zwischen Lendenwirbelsäule und Boden nach. Sie werden feststellen, dass es diesen Abstand durchaus gibt. Manche Menschen können eine ganze Faust dazwischen schieben.

> Nun setzen Sie die Füße auf den Boden und ziehen die Beine an. Stellen Sie sich vor, Sie liegen auf einem großen Zifferblatt. Bewegen Sie das Becken langsam vor und zurück. Die Bewegungen sind so klein, dass man sie von außen kaum erkennt. Schreiten Sie im Geist mit Ihren Bewegungen das Zifferblatt ab.
> Am Ende der Übung strecken Sie die Beine wieder aus und werden dann feststellen, dass sich die Wirbelsäule im Lendenbereich gesenkt hat. Sie fühlen sich entspannt und erfrischt. Diese Übung ist ideal nach einem anstrengenden, stressreichen Tag.

Von östlichen Techniken lernen

Körperenergien müssen zirkulieren können. Das heißt, der Körper braucht Zeit und Ruhe bei den Übungen. Nichts darf schmerzen. Die ideale Technik für ein die Energien freisetzendes Beweglichkeitstraining ist Yoga. Da sie hierzulande aber mehr propagiert als beherrscht wird, habe ich ihre zentralen Elemente zu wenigen, sich sinnvoll ergänzenden Übungen zusammengefasst, die jeder durchführen kann, auch wenn er kein gelernter Yogi ist.

Yoga – der ideale Ausgleichssport

Sie erhalten hier die Grundessenz des Yoga, zusammengefasst in einer wesentlichen Übung, deren hauptsächliches Ziel das Aufrichten der Wirbelsäule zum freien Fließen der Energien darstellt. Die Wirbelsäule wird erst entlastet und dann in alle Richtungen gebogen.

Yoga in jeder Situation

**Kompaktübung:
Yoga für zwischendurch**

Die folgende Übung können Sie im Stehen oder Sitzen durchführen. Stellen Sie die Beine hüftbreit nebeneinander. Lassen Sie den Oberkörper nach vorn fallen. Der Kopf hängt schwer, der Atem geht ruhig.
Dann richten Sie sich auf, die Arme über den Kopf durchgestreckt, und überstrecken den Rücken nach hinten.
Rotieren Sie den Schultergürtel bei aufrechter Haltung, dreimal links- und dreimal rechtsherum. Der Kopf bewegt sich mit – und schon haben Sie die Grundprinzipien des Yoga in einer Minute durchgeführt. Wiederholen Sie diese Übung, wann immer Sie sich müde fühlen und frische Energie benötigen.

Tai Chi – maximale Energie mit langsamen Bewegungen

Tai Chi ist ebenfalls eine wunderbare Beweglichkeitstechnik, die sich durch langsame, harmonische und fließende Bewegungen auszeichnet und maximale Energien erzeugt. Ich gebe Ihnen hier einige Grundbewegungen des Tai Chi weiter, die man auch ohne langwierige Ausbildung durchführen kann. Probieren Sie es einfach aus:

Energetische Übung im Stehen

**Übung:
»Free-style«-Tai-Chi**

Stehend führen Sie langsame, fließende, harmonische Bewegungen durch. Die Bewegungsmuster kommen im Alltag nicht vor. Überstrecken Sie die Hände und spannen Sie auch die Füße an, so dass die Endpunkte der Meridiane stimuliert und Energien freigesetzt werden.

Führen Sie ganz langsame Drehbewegungen der Arme – etwa wie beim Wringen – durch. Auf diese Weise werden die Energiekanäle gereinigt, und die Energie kann wieder frei zirkulieren.

Hilfreich ist es, sich vorzustellen, man bewege sich auf einer Tanzfläche unter Wasser, also gegen einen sanften Widerstand. Die Bewegung ist weich und unterliegt doch einer gewissen Spannung.

Energetischer Handtest

Der Körper ist von einem unsichtbaren Energiefeld umgeben. Auch wenn man es nicht sieht – spüren können Sie es sehr deutlich: Spannen Sie Ihre Hände an, und führen Sie sie langsam mit den Handflächen zueinander hin, ohne dass diese sich berühren. Spüren Sie das Energiefeld, die Wärme, die von den Händen ausgeht?

Durch fließende, runde Bewegungen kann man das Energiefeld um den Körper harmonisieren und kräftigen. Wenn Sie sich von deren Wirkkraft auf die Körperenergie überzeugen wollen, können Sie einen ganz einfachen Test durchführen:

Kinesiologischer Test zur Beeinflussbarkeit des körperlichen Energiezustands

Strecken Sie einen Arm aus und bitten Sie jemanden, Ihren Arm nach unten zu drücken. Dabei üben Sie einen Gegendruck aus, d.h. Sie versuchen zu vermeiden, dass Ihr Arm sich senkt. Ihr Muskel sperrt sich gegen die Abwärtsbewegung.

Nun streichen Sie mit den Händen vor Ihrem Körper von oben nach unten entlang. Allein diese Abwärtsbewegung

> bewirkt einen starken Energieverlust, wie Sie bei der anschließenden Wiederholung der Armdrückübung feststellen werden. Beim zweiten Mal wird sich Ihr Arm sehr viel schneller senken, da er über weniger Energie verfügt, um dem Abwärtsdruck Widerstand entgegenzusetzen.

Ein wesentliches Tai-Chi-Element ist es, nach oben am Körper entlangzustreichen – also in der obigem Test (siehe voranstehenden Kasten) entgegengesetzten Richtung – und die Energien auf diese Weise zu vervielfachen. Es handelt sich dabei um eine Sequenz von acht Einzelübungen, namens Ba Duan Jin. Nachfolgend beschreibe ich die Grundübung der Ba-Duan-Jin-Bewegungsphilosophie, die langsam und fließend ist und den feinstofflichen Bereich einbezieht.

Energetische Übung im Stehen

> **Aufbauübung:**
> **Energie durch Ba Duan Jin**
>
> Stellen Sie sich locker hin, die Beine hüftbreit nebeneinander und leicht angewinkelt. Überstrecken Sie die Hände, und streichen Sie mit den Handflächen zum Körper ganz langsam von unten nach oben vor dem Körper in einer Entfernung von zehn Zentimetern entlang. Dabei atmen Sie tief ein.
> Strecken Sie die Arme kopfüber aus und beschreiben Sie mit den gestreckten Armen seitlich am Körper entlang einen Kreis abwärts. Dabei atmen Sie wieder aus.
> Diese Bewegung wird ganz langsam im Rhythmus des

Atems durchgeführt. Wiederholen Sie sie einige Male; mit jeder Aufwärtsbewegung vermehrt Sie Ihre Körperenergie.

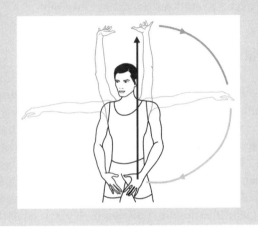

Abb. 22: Bewegungsablauf der Ba-Duan-Jin-Übung

Die folgende Übung stellt die Essenz des Tai Chi dar, denn mit ihr kann man ein Höchstmaß an Energie erzeugen.

Übung zur Energiesteigerung: Fersensitz

Energetische Übung im Sitzen

Lassen Sie sich aus dem Stand in den Fersensitz hinuntergleiten: Die Knie sind angewinkelt, die Fußflächen bleiben möglichst völlig am Boden, das Gesäß befindet sich wenig über dem Boden. Kinder nehmen diese Haltung oft ein; in Indien oder afrikanischen Ländern ist sie auch unter Erwachsenen üblich. Hierzulande bedarf es einiger Übung, bis man als Erwachsener diese Haltung auch über eine längere Zeit, z.B. fünf Minuten, als komfortabel empfindet. Halten Sie sich anfangs ruhig fest. Wenn Ihr Körper sich gedehnt hat, werden Sie die starke energetische Kraft des Fersensitzes erfahren.

Gehirn-Ausgleichstraining

Nicht nur die Muskelsysteme müssen miteinander in Einklang gebracht werden, man sollte schon eine Stufe vorher ansetzen, nämlich beim Gehirn, das ja die Körpersysteme steuert. Zunehmend setzt sich die Erkenntnis durch, wie wichtig die Aktivierung und Synchronisierung der Gehirnhälften ist, die ja bekanntermaßen für unterschiedliche Bereiche zuständig sind: Während die linke Gehirnhälfte die rationalen, logisch-analytischen Denkprozesse steuert, ist die rechte Gehirnhälfte für Kreativität, Intuition und Phantasie zuständig. Die einseitige Förderung von nur einem Bereich – in unserer Gesellschaft das logisch-abstrakte Denken – hat zur Folge, dass der andere Bereich, nämlich Kreativität und Phantasie, verkümmert. Lassen Sie dies nicht zu. Der Verlust von Gehirnfunktionen muss nicht sein; Sie selbst können sich ständig entwickeln.

Sichtfeldtest

Welche Leistung unser Gehirn erbringen könnte, wenn es diese beiden Bereiche zusammenführt, kann man sich mit einer Augenübung bewusst machen: Fixieren Sie einen bestimmten Gegenstand in Ihrer Umgebung. Nun formen Sie mit Daumen und Zeigefinger ein O und halten es sich in einer Entfernung von zirka 30 Zentimetern vors Gesicht. Blicken Sie abwechselnd mit dem linken

und mit dem rechten Auge hindurch, wobei Sie das jeweils andere Auge geschlossen halten. Sie werden feststellen, dass sich das Zielobjekt an völlig verschiedenen Stellen befindet, je nachdem, mit welchem Auge Sie es fixieren. Sobald Sie beide Augen geöffnet haben, übernimmt eines die Perspektive, quasi als »Chefauge«.
Das Auge ist über Kreuz mit dem Gehirn verbunden. Wenn man mit dem linken Auge schaut, arbeitet die rechte Gehirnhälfte, und umgekehrt. Das Ziel sollte es sein, beide Hälften möglichst umfassend zu vernetzen, zu »synchronisieren«. Bei einer optimalen Vernetzung wären beide Augen in der Lage, die Perspektive zu übernehmen. Brüche in der Wahrnehmung, aber auch in anderen Bereichen, könnten vermieden werden.

Hierzu ist erforderlich, dass man feste Strukturen und Gewohnheiten aufbricht, etwa indem man die schwächere Seite trainiert – öfter mit dem schwächeren Auge Dinge fixiert, als Rechtshänder Handgriffe mit der linken Hand macht, als Linkshänder die Aktentasche mit rechts trägt usw. Ein wichtiges Beispiel in dieser Reihe: Jeder hat ein bevorzugtes Bein, das er im Sitzen über das andere schlägt. Kehren Sie bewusst die Seiten um und schlagen Sie verstärkt das andere Bein über dasjenige, das normalerweise oben ist. So korrigieren Sie gleichzeitig unterschiedliche Beinlängen. Indem man bewusst solche ungewohnten Handlungen durchführt, gleicht man Einseitigkeiten aus. Der Sport bietet hierzu vielfältige Möglichkeiten.

Feste Gewohnheiten aufbrechen

So kann man die Gehirnhälften vernetzen

> **Übung 1 zur Synchronisierung der Gehirnhälften: Die liegende Acht**
>
> Das Nachvollziehen der Form, wie sie durch eine »liegende Acht« dargestellt ist, gilt als Standardübung zur Synchronisierung der Gehirnhälften. Man kann sie ganz unterschiedlich durchführen, wobei der Phantasie keine Grenzen gesetzt sind: Zeichnen Sie mit dem Zeigefinger die Figur der liegenden Acht vor Ihrem Gesicht nach und folgen Sie dem Finger mit den Augen.
>
> **Übung 2 zur Synchronisierung der Gehirnhälften: Gegenläufige Aktivierung beider Körperhälften**
>
> Führen Sie aus dem Stand in Bauchhöhe das linke Knie und den rechten Ellbogen zusammen, dann das rechte Knie und den linken Ellbogen, immer abwechselnd.

Ausgleich über die Atmung

Eine starke ausgleichende Wirkung hat auch die tiefe Atmung, insbesondere die Nasenwechselatmung. Mit ihr werden beide Körperseiten harmonisiert.

> **Gehirnausgleichstraining: Die Nasenwechselatmung**
>
> Drücken Sie mit zwei Fingern gegen Ihre Nasenlöcher. Lösen Sie den Druck vom linken Nasenloch und atmen Sie durch dieses tief ein. Kurze Pause. Dann halten Sie das linke wieder zu und atmen durch das rechte aus. Kurze Pause. Nun atmen Sie durch das rechte Nasenloch ein. Kurze Pause. Wechsel zum linken, durch das Sie ausatmen und anschließend wieder einatmen usw.

Aufbauübung zur Synchronisierung der Gehirnhälften: Der Schuhplattler

Die Grundidee bei der Gehirnhälftensynchronisierung besteht in der Abwechslung der Bewegungen, wobei zwei Prinzipien gelten: Die Körpermittellinie muss überschritten werden, und die Bewegungen müssen gleichseitig sein. Der Schuhplattler erfüllt diese Bedingungen und macht dazu noch Spaß. Und so geht er:

1. Linker Ellbogen und rechtes Knie treffen vor dem Körper zusammen, dann rechter Ellbogen und linkes Knie.
2. Linker Ellbogen und linkes Knie treffen vor dem Körper zusammen, dann rechter Ellbogen und rechtes Knie.
3. Schließlich treffen linke Hand und rechte Ferse hinter dem Körper zusammen, dann rechte Hand und linke Ferse.

Diese Übungsabfolge führt man zwanzigmal im Wechsel hintereinander durch, vorzugsweise zu den Klängen bayrischer Blasmusik.

Gehirnausgleichstraining für Fortgeschrittene: Einradfahren und Jonglieren

Das körperliche und geistige Gleichgewicht wird durch zwei Sportarten perfektioniert, die wir aus dem Bereich der Artistik kennen. Das Balancieren auf dem Einrad stärkt den Körpergleichgewichtssinn, während das aus der Kindheit bekannte Jonglieren mit zwei oder mehr Bällen die ideale Übung zur Synchronisierung der Gehirnhälften ist.

Auf einen Blick: Ausgleichs- und Beweglichkeitstraining

Beachten Sie einige Grundregeln:

- Nehmen Sie sich Zeit und betrachten Sie die Übung nicht als saure Pflicht, sondern als entspannendes Vergnügen.
- Führen Sie die Übungen in bequemen Positionen durch.
- Atmen Sie bewusst.
- Verstärken Sie die Wirkungsintensität durch mentale Unterstützung.

Tests

- Haben Sie verkürzte Beinmuskeln? (Seite 87)
- Energetischer Handtest (Seite 99)
- Kinesiologischer Test zur Beeinflussbarkeit des körperlichen Energiezustands (Seite 99f.)

Ausgleichsübungen für die körperliche Beweglichkeit

- Rundrücken-Hohlkreuz-Übung oder »Katzenbuckel« (Seite 85)
- Oberschenkel-Rückseite im Stehen dehnen (Seite 88f.)
- Oberschenkel-Rückseite im Liegen dehnen (Seite 89)
- Oberschenkel-Rückseite im Sitzen dehnen (S. 90)

- Dehnung der Oberschenkel-Innenseitenmuskeln (Seite 91)
- Dehnung der Gesäßmuskeln (Seite 91)
- Verspannte Halswirbelsäule entlasten (Seite 92)
- Ausgleichen einer Beinlängendifferenz im Liegen (Seite 94)
- Ausgleichen einer Beinlängendifferenz mit dem Therapiekreisel (Seite 95)
- Stabilisierung des unteren Rückens (Seite 95)
- Rückenverspannung lösen (Seite 96f.)
- Die Yoga-Kompaktübung (Seite 98)
- »Free-style«-Tai-Chi zur Energiegewinnung (Seite 98f.)
- Energie durch Ba Duan Jin (Seite 100f.)
- Fersensitz zur Energiegewinnung im Sitzen (Seite 101f.)

Ausgleichsübungen für die geistige Beweglichkeit

- Feste Gewohnheiten aufbrechen (Seite 103)
- Übung 1 zur Synchronisierung der Gehirnhälften: »Die Liegende Acht« (Seite 104)
- Übung 2 zur Synchronisierung der Gehirnhälften: gegenläufige Aktivierung der Körperhälften (Seite 104)
- Gehirnausgleichstraining: Die Nasenwechselatmung (Seite 104)
- Aufbauübung zur Synchronisierung der Gehirnhälften: Der Schuhplattler (Seite 105)
- Gehirnausgleichstraining für Fortgeschrittene: Einradfahren und Jonglieren (Seite 105f.)

ERNÄHRUNG: EINFACH, ABER RICHTIG

Bei der Ernährung ist die Aktivierung somatischer Intelligenz wahrscheinlich noch wichtiger als in den anderen Bereichen. Gesunde Ernährung ist seit Jahren das Trendthema, zu dem immer neue Bücher, Diäten und Ernährungsstrategien auf den Markt kommen. Kaum einer, der nicht um die Bedeutung gesunder Ernährung für die Gesundheit »weiß«. Und doch gedeihen Fastfood-Ketten, verkaufen sich Fertigprodukte, die eine Vielzahl an chemischen Zusatzstoffen enthalten, und nehmen immer mehr Menschen an Körpergewicht zu, weil ihnen Zucker eben doch am besten schmeckt. Sie »wissen«, dass Vollkorn gesund ist, und essen dennoch Weißmehl.

Ist es nicht abenteuerlich, dass Menschen, die sich teure Autos leisten und zu deren Pflege keine Kosten scheuen, bei ihrer eigenen Ernährung auf den Cent sehen? Beim Ölwechsel fürs Auto soll es auf ein paar Euros nicht ankommen, denn der Motor soll wieder rund und schnurrig laufen. Beim Speiseöl aber wird gespart.

Wussten Sie, dass bei einigen Grundnahrungsmitteln im Laufe der letzten 40 Jahre der Preis gleich geblieben ist, während die allgemeine Teuerungsrate sich vervielfacht hat? Haben Sie schon einmal darüber nachgedacht, dass es eigentlich gar nicht sein kann, dass man ein halbes gegrilltes Hähnchen schon für zwei Euro bekommt? Und doch ist es so. Da die Hähnchenverkäufer keine Heiligen sind, sondern das legitime Interesse haben, Geld zu verdienen, kann man nur zu dem Schluss kommen: Das Hähnchen ist noch weniger wert als dieser geringe Preis. Es kann nicht natürlich gefüttert worden sein, denn das

Futter wäre eine Investition, die sich im Preis niederschlagen müsste. Womit aber ist es dann ernährt worden? Die Antwort ist bekannt: Zigtausende Hähnchen werden in Farmen zusammengepresst innerhalb von sechs Wochen mit Hilfe von Medikamenten hochgezüchtet, bevor es zur Schlachtung geht.

Vorsicht bei billigen Lebensmitteln

Bei Lebensmitteln sollten wir skeptisch sein, wenn sie merkwürdig billig sind. Der »Geiz-ist-geil«-Impuls ist hier nicht angebracht, denn wir wollen das Produkt ja essen, in uns aufnehmen, unseren Körperzellen einverleiben – und da soll es doch wohl kein Dreck sein, oder? Überhaupt haben wir ein Recht darauf, den Begriff »Lebensmittel« wörtlich zu nehmen: Es soll sich um Mittel handeln, die sowohl für unser Leben gut sind als auch selbst noch Leben enthalten.

»Raffinierte« Bedürfnisse

Ich möchte Ihnen hier nicht den üblichen Vortrag über gesunde Ernährung halten, auch nicht auflisten, in welchen Lebensmitteln welche Nährstoffe enthalten sind, welche Vitamine man wann ergänzen soll usw. Unsere Ernährung wurde kompliziert, als man anfing sie zu »verfeinern«, indem man Zucker, Mehl und Reis raffinierte, d.h. ihnen eine hübsche weiße Farbe bescherte und sie dabei ihrer Nährstoffe beraubte; als man das Kochen »erleichterte«, indem man merkwürdige Mischungen herstellte und als Pulver in Tüten oder Fertigsuppen in Konserven packte; und schließlich auch, als bestimmte Industrien immer stärker wurden und anfingen Bedürfnisse zu wecken, z.B. das nach Zucker.

Auch in der Ernährung gilt der Grundsatz, dass Einfachheit am wirkungsvollsten ist. Selbst derjenige, der nicht bereit ist, sich mit dem Thema auseinander zu setzen, kann mit einem einfachen Mittel eine starke Verbesserung erfahren: Wenn er seine Ernährung zwar beibehält, aber jeden Bissen ausführlicher und sorgfältiger kaut, wird sich seine gesamte Verdauung umstellen.

In diesem Kapitel möchte ich die Zerstörung unserer Gesundheit durch »moderne« Ernährung beleuchten und vor allem aufzeigen, dass wenige einfache Strategien uns davor bewahren können.

Unsere Nahrungsmittel enthalten Kohlenhydrate, Proteine (Eiweiß), Fett, Vitamine, Wasser, Mineralsalze und Ballaststoffe. Sie sollten hochwertig sein und im richtigen Verhältnis zueinander stehen. Was bedeutet das für uns?

Auszugsmehl und Vollkorn

Stellen Sie sich vor: Man steckt ein Korn in die Erde, gießt Wasser darüber, und es wächst eine riesige Pflanze daraus. Das beweist die Lebenskraft, die in echten Lebensmitteln steckt. Die vollen Körner von Getreide oder Reis enthalten ein unglaubliches Kraftpotenzial: Zu ungefähr 85 Prozent bestehen sie aus Nährstoffen, während die meisten anderen Lebensmittel, von der Kartoffel über Gemüse bis hin zu Fleisch, nur zehn bis zwanzig Prozent an Nährstoffen enthalten.

Hohe Nährstoffdichte

Neben dieser Nährstoffdichte ist auch die Anzahl der Wirkstoffe – Vitamine, Mineralstoffe, Enzyme, Fettsäuren, Eiweiß usw. – etwas ganz Besonderes. Die Kohlenhydrate des Vollkorns werden im Körper langsam aufgespalten und gehen allmählich ins Blut über. Der Blutzucker bleibt dadurch gleichmäßig. Vollkornbrot enthält vier- bis fünfmal so viele Vitamine, Mineralstoffe und Spurenelemente (darunter reichlich Kalzium und

Vielfältige Wirkstoffe

Leere Kalorien

Auf den Ausmahlungsgrad kommt es an

Die Vitalkraft des Vollkorns nutzen

Eisen) wie Weißbrot. Es hat eine stark reinigende und gesundheitsfördernde Wirkung, beugt hohen Blutfettwerten und sogar Darmkrebs vor.

Das weiße Mehl, das wir normalerweise im Supermarkt erhalten, ist ursprünglich aus Weizen- oder Roggenkörnern gemahlen, aber die dem Korn innewohnende Nährkraft wurde herausgewaschen. Das aus diesem Mehl gebackene Brot enthält fast nur leere Kalorien. Der Körper verbrennt zwar die Kohlenhydrate des weißen Mehls, aber die Körperzellen bleiben hungrig, denn die zu ihrer Gesundheit nötigen Vitalstoffe erhalten sie nicht.

Mehl ist umso gehaltvoller und besser, je höher sein Ausmahlungsgrad ist. Diesen erkennt man an der Typenzahl: Mehl der Type 405 ist schneeweiß und hat einen Mineralstoffgehalt von 405 mg, d.h. von 0,405 Prozent. Weizenmehl der höchsten Typensorte 1700 enthält 1,7 Prozent Mineralstoffe, bei Roggenmehl ist die Type 1800 mit einem Mineralstoffgehalt von 1,8 Prozent erhältlich, die aus Vollkornschrot hergestellt wird.

Die Kraft des vollen Korns können wir noch besser nutzen, wenn wir unser Mehl täglich frisch mit einer Mühle selbst herstellen. Das hört sich komplizierter an, als es ist. Denn erstens ist das Korn mit einer elektrischen Mühle schnell gemahlen (mit »sehr gut« wurde z.B. von »Ökotest« das Modell »Fidibus 21« von Wolfgang Mock bewertet, ca. 190 €; Größe angemessen für einen Vier-Personen-Haushalt), und zweitens braucht man vom frisch gemahlenen Mehl nur eine geringe Menge, um den vollen Gesundheitsschutz zu erhalten. Vergleichen Sie selbst, wie wenig Nährstoffe aus dem Vollkorn noch im raffinierten weißen Mehl enthalten sind:

	Info: Zusammensetzung von 100 g Weizenmehl	
	Vollkornmehl	raffiniertes weißes Mehl
Proteine	14 g	9,6 g
Lipide	2 g	1 g
Kohlenhydrate	72 g	76 g
Ballaststoffe	10 g	0,2 g
Kalzium	41 mg	16 mg
Phosphor	370 mg	87 mg
Magnesium	90 mg	25 mg
Eisen	3,3 mg	0,8 mg
Vitamin B_1	550 mg	63 mg
Vitamin B_2	116 mg	43 mg

Frische

Zur Erhaltung des hohen Nährwerts kommt es auf die Frische an, genauso wie bei Fruchtsäften. Frisch gepresster Obstsaft sollte bekanntlich sofort getrunken werden, da er im Stunden-, ja sogar Minutentakt an Qualität verliert. Apfelsaft etwa entwickelt Säure und wird braun. Beim Orangensaft trennen sich nach einer Stunde die schwereren Fruchtfleischteile von der Flüssigkeit, so dass im Glas zwei Schichten sichtbar werden. Auch im zerstoßenen oder gemahlenen Korn finden schnell Zerfallsprozesse statt. Deswegen ist es sinnvoll, mit der Mühle das Korn selbst zu schroten, denn nur so kann man die volle Nährkraft erhalten.

Frischkorn-Brei

Was kann man mit dem frisch gemahlenen Vollkorn anfangen? Vormittags reicht mir eine Handvoll, die ich mit Früchten, Nüssen, Honig und Hafermilch zu einem Müsli-Brei anrühre – eine Vitalstoffbombe, die mich über Stunden fit hält. Manche Menschen empfinden die Umstellung von Weißmehl auf Vollkorn als anstrengend, da der Darm mit Blähungen reagiert. In diesem Fall sollte man allmählich umstellen und das Korn eventuell über Nacht in Wasser einweichen. Hilfreich ist auch die Verwendung von Dinkel statt Weizen oder Roggen, da er gut verträglich ist. Hier empfiehlt es sich zu experimentieren und das individuelle Maß herauszufinden.

Frischkorn-Waffeln

> **Tipp:**
> **Zum Einstieg für Vollkorn-Ungeübte**
>
> Für Vollkorn-Ungeübte ist die Frischkorn-Waffel ein gut verträglicher Einstieg. Schrot, Salz und Wasser werden gemischt, bis ein schöner, glatter Teig entsteht (gelingt mit Dinkel gut, da er viel Kleber enthält). Eine Kelle davon wird ins heiße Waffeleisen verstrichen. Außen wird die Waffel schnell knusprig, innen bleibt sie noch etwas roh. Die Waffel ist eine Mischform zwischen dem rohen Frischkorn-Brei und dem durchgebackenen Brot. Die Waffel lässt sich geschmacklich nach Belieben ergänzen mit frischem Obst, Kompott, Jogurt, Dickmilch oder Quark.

Brot

Aus Schrot, Wasser und Salz stelle ich mir regelmäßig mein Brot her, wobei ich auf Hefe verzichte. Ich mische Schrot und Wasser so, dass ein nicht zu fester Teig entsteht, und gebe etwas Salz hinzu. Dieses Brot versorgt mich mit allem, was der Körper braucht, und im Gegensatz zu Weißmehlbroten auch mit ausreichenden Ballaststoffen. Wer unter Verdauungsproblemen neigt, wird sich mit vollwertiger Ernährung deutlich besser fühlen.

> **Praxisbeispiel:**
> **Dinkel gegen Hautausschlag**
>
> Für die starke Wirkung einfacher, vollwertiger Ernährung habe ich das beste Beispiel in meiner eigenen Familie: Seit mein Bruder Dinkelkorn isst, hat er keinen Hautausschlag mehr und ist auch nicht mehr krank geworden. Ist es nicht verrückt, dass Menschen sich schlecht ernähren, wenn die einfache Umstellung des Brots die Ursachen von Erkrankungen beseitigen kann?

Heilmittel Vollkorn

Im vollen, ungeschälten Reiskorn sind sämtliche Vitamine und Mineralien enthalten, die es überhaupt gibt. Das gilt für alle Reissorten, aber nur dann, wenn die Kornschale, das hauchdünne Silberhäutchen und der Keimling enthalten sind. Nur der braune Naturreis ist vollwertig. Seit Jahrhunderten stellt er für asiatische Völker die überwiegende oder sogar einzige Nahrungsquelle dar. Reisesser sind gesund und schlank. Erst als vor über hundert Jahren polierter Reis in China modern wurde, erkrankten die Menschen an Beriberi. Diese Mangelkrankheit entsteht durch den Verlust an Vitamin B_1, äußert sich in schweren Ödemen, Herz-Kreislauf- und Nervenzusammenbrüchen, geschwollener Leber und Muskelabbau und schlägt sich schließlich nieder in Koma und Tod.

Ungeschälter Reis

> **Tipp für Vielbeschäftigte:**
> **Reistopf**
>
> Leuten, die wenig Zeit zum Kochen haben, kann ich meine Methode empfehlen: Zweimal in der Woche koche ich ein Kilo Vollkornreis im Dampfdruckkochtopf und bewahre den Reis im Kühlschrank auf. So kann ich Portionen davon entnehmen und daraus schnelle Mahlzeiten zubereiten: Ich brate den Reis mit einem guten Öl und etwas Gemüse an und esse manchmal Lachs oder mageres Fleisch dazu.

Zucker und glykämischer Index

Glykämischer Teufelskreislauf

Manche Lebensmittel lassen den Blutzuckerspiegel extrem nach oben schnellen. Sie haben einen hohen glykämischen Index und sollten vermieden werden, nicht nur, wenn man schlank bleiben (oder werden) möchte, sondern vor allem auch aus gesundheitlichen Gründen. Nahrungsmittel mit hohem glykämischen Index (siehe Seite 119) führen langfristig zu Diabetes.

Wenn der Blutzuckerspiegel sinkt, bekommt man Hunger. Der Körper braucht Nachschub und verlangt nach einem Anstieg der Blutzuckerkurve. Dies kann schnell (ungesund) oder langsam (gesund) geschehen. Isst man Lebensmittel mit einem hohen glykämischen Wert, wird die Bauchspeicheldrüse angeregt, viel Insulin auszuschütten, das ein Zuviel an Blutzucker abbaut. Der Blutzuckerspiegel sinkt dann schnell wieder, und der Prozess geht von vorn los.

Für den Körper sind die sich steil auf und ab bewegenden Kurven eine starke Belastung. Die übermäßig beanspruchte Bauchspeicheldrüse erschöpft sich irgendwann, und das ist der Beginn der »Zuckerkrankheit« Diabetes. Dass immer mehr Menschen an dieser Störung des Kohlenhydratstoffwechsels leiden, hängt mit der Ernährungssituation in der Fastfood-Gesellschaft zusammen. Dieser Entwicklung kann man nur mit einer vernünftigen Ernährung entgegenwirken: Mit qualitativ hochwertigen Kohlenhydraten wie Vollkorn lässt sich der Ernährungsrhythmus so umstellen, dass der Blutzuckerspiegel gleichmäßig bleibt.

Falle des glykämischen Indexes

> **Praxisbeispiel:**
> **Butterbrot ist nicht gleich Butterbrot**
>
> Ein Butterbrot ist nicht immer das einfache Gericht, das es zu sein scheint. Die Mehlart macht einen riesigen Unterschied:
> Essen Sie ein Butterbrot aus Weißmehl, dann wird die Butter in den Körperzellen abgelagert. Besteht das Brot aus Vollkorn, wird die Butter verstoffwechselt und der Körper nutzt das, was er braucht, und scheidet den Rest wieder aus.

Schlechte Alltagsgewohnheiten ändern

Der moderne Lebensalltag verführt uns dazu, schnell in die oben beschriebene Spirale zu geraten: Wann immer Erschöpfungsphasen auftreten – beim Autofahren, im Büro, in der Schule – und neue und vor allem schnelle (Kohlenhydrat-)Energiezufuhr benötigt wird, scheint der Griff zum Schoko- oder Müsliriegel nahe liegend. Allerdings übersieht man leicht, dass es hier große Qualitätsunterschiede gibt. Auch solche Riegel, die als »Diät«- oder »Light«-Produkte verkauft werden, enthalten meist große Zuckermengen und sind deshalb alles andere als gesund. Manchmal glaubt der Kunde, einen zuckerfreien Riegel erstanden zu haben, weil ihm die Bedeutung von Begriffen wie Glukose u.a. unklar ist.

Nüsse sind besser

Nüsse sind die idealen Energiespender. Leider herrscht der Irrtum vor, dass sie dick machen, im Gegensatz zu den vermeintlich »leichten« Müsliriegeln. Ähnlich wie Vollkorn sind Nüsse kompakte Lebensmittel, die der Körper perfekt entschlüsseln kann und die nachhaltig sättigen. Die zuckerhaltigen Müsliriegel hingegen machen nie richtig satt. Im Gegenteil bewegt sich der Körper bei solcher Ernährung – bildlich gesprochen – von einer Hungersnot zur nächsten.

Tipp für den kleinen Hunger

Stellen Sie sich eine Schale mit Nüssen auf den Schreibtisch und bedienen Sie sich davon gegen den Hunger zwischendurch. Verzichten Sie aber völlig auf schokoladen- oder zuckerhaltige Müsliriegel.

Alle natürlichen Nahrungsmittel erkennt der Körper und reagiert prompt auf sie: Die kalorienreichen Nüsse signalisieren ihm schnell ein Sättigungsgefühl, so dass man nicht viele davon isst – vorausgesetzt sie sind naturbelassen. Etwas anderes ist es bei mit Zucker angereicherten Produkten wie Cola- oder Limonadegetränken. Ein Liter Cola enthält erschreckend viel Zucker: 107

Gramm! Wer einen Liter Cola in fünf Minuten trinkt – was durchaus nicht unrealistisch ist –, dessen Körper kann nicht realisieren, welche Mengen an leeren Kalorien er zu sich nimmt, und das entsprechende Signal der Sättigung bleibt aus.

**Info:
Schlechte und gute Kohlenhydrate**

**Lebensmittel mit hohem glykämischen Index
(in abnehmender Reihenfolge)** — Zu vermeiden

Kartoffelchips, weißes Mehl und Produkte daraus, Honig, Kartoffelpüree (Fertigprodukt), Kartoffeln, Schnellkochreis, Zucker, Müsli mit Zucker, Schokoriegel, Bananen, Dörrobst, Konfitüre, Pasta, zuckerhaltige Getränke, Süßigkeiten aller Art

**Lebensmittel mit niedrigem glykämischen Index
(in abnehmender Reihenfolge)** — Zu empfehlen

Mischbrot, Vollreis, Vollkornmüsli ohne Zucker, Haferflocken, zuckerfreier Obstsaft, Vollkornnudeln, Milchprodukte, Hülsenfrüchte (Erbsen, Bohnen, Linsen, Kichererbsen), frisches Obst, (reine) Schokolade, Soja, frisches Gemüse

---

Wenn der Körper sauer wird

Schlechte Kohlenhydrate führen nicht nur zu Insulinüberproduktion, sondern auch zu einer Störung des Basen-Säure-Verhältnis im Körper. Wenn dieser »sauer« wird, hat das fatale Konsequenzen: schnellere Alterung und degenerative Prozesse, die in Rheuma, Krebs und Herzinfarkt münden können. Nachweislich beschleunigen Säuren im Körper den Muskelabbau und damit einen Leistungsabfall. Säureüberschüssige Ernährung ist reich an Fleisch, Zucker, Kaffee und Alkohol, während reifes Obst, Gemüse, Keime, Kräuter und Sprossen einen Basenüberschuss produzieren und ein neutrales Körpermilieu schaffen.

> **Tipp:**
> **Einkaufswagenkontrolle**
>
> Wenn Sie im Supermarkt an der Kasse anstehen müssen, empfehle ich Ihnen zweierlei:
> Machen Sie unbemerkt kleine statische Übungen (siehe Seite 75). Und beobachten Sie dabei unauffällig Ihre Mitwartenden und schließen Sie von der Person auf den Wageninhalt oder umgekehrt vom Wageninhalt auf die Person. Sie werden feststellen, dass immer eine Korrelation zu finden ist: Übergewichtige kaufen große Mengen an leeren Kalorien: Weißmehl und Produkte mit einem hohen Gehalt an verstecktem Zucker oder Zuckeraustauschstoffen einerseits und andererseits eine trostlose Menge an so genannten Diät- oder »Light«-Produkten, oder anders ausgedrückt: Die Nahrungsmittel sind extrem kohlenhydratreich, eiweiß- und fettarm.

Kohlenhydrate, Fett und Eiweiß richtig kombinieren

Die Kombination von guten Kohlenhydraten mit hochwertigem pflanzlichen Eiweiß sowie Fetten, vor allem einfach und mehrfach ungesättigten Fettsäuren aus Pflanzenölen, bietet dem Körper die optimale Versorgung.

Ein Beispiel

Nudeln bestehen aus »schnellen« Kohlenhydraten mit einem hohen glykämischen Index. Sie bewirken im Körper einen Insulinschock. Wenn man aber die Pasta mit Tunfisch anreichert, wird das Verhältnis zwischen Kohlenhydraten, Fett und Eiweiß schlüssig und der hohe Insulinausstoß wird verhindert. Das Eiweiß vermag diesen abzumildern. Das scheint mir übrigens der Grund für den Erfolg von Eiweißprodukten zu sein. Eiweiß soll die Funktion übernehmen, die Wirkung schlechter Kohlenhydrate abzumildern. Zu viel Eiweiß belastet jedoch den Körper. Es verstärkt die Bildung von Harnsäure und löst Gicht aus. Je weniger schlechte Kohlenhydrate man zu sich nimmt, desto geringer ist der Bedarf an Eiweiß.

Fett

Fett an sich ist nicht schädlich, im Gegenteil: Der Körper braucht es. Aber es gibt riesige Qualitätsunterschiede. Und auch die Menge ist zu beachten. Bei den meisten Menschen stellen Fette über 40 Prozent der Energiezufuhr, während 30 Prozent die obere Grenze sein sollten. Gefährlich ist die Kombination von zu vielen Fetten mit zu vielen Kohlenhydraten.
Hinsichtlich der Qualität sind Fette pflanzlicher Herkunft vorzuziehen. Sie wirken sich positiv auf den Cholesterinspiegel aus und machen nicht dick. Sehr gut sind kalt gepresste Öle aus Oliven, Mais, Sesam, Sonnenblu-

men, Nüssen u.a. Ungünstig sind die gesättigten Fette tierischer Herkunft, die den Cholesterinspiegel erhöhen. Sie sind in Fleisch, Wurst, Käse, Schmalz u.a. enthalten. Fischfette, z.B. von Lachs, Tunfisch, Makrelen, Hering, Sardinen, senken den Triglyzeridspiegel (Blutfette) und beugen dadurch Thrombosen und Herz-Kreislauf-Erkrankungen vor.

Stellen Sie sich die Fette wie einen Zug vor. Gute, hochwertige Fette aus pflanzlichen Ölen, Nüssen usw. liefern die Energie für die Lokomotive, während die schlechten Fette, wie sie in Chips, Margarine, Konserven usw. enthalten sind, sich im Körper ablagern. Diese können aber von dem Zug, der durch eine starke Lokomotive gezogen wird, wieder herausgeholt werden. Gute Fette vermögen dafür zu sorgen, dass der Körper die schlechten loswird, sie quasi auf dem angehängten Waggon entsorgt.

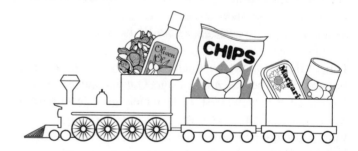

Abb. 23: Gute Fette sind die Lokomotive, die den Körper von den schlechten befreit.

Das Eiweißproblem vermeiden durch pflanzliche Kost

Den wenigsten Menschen ist bewusst, dass in pflanzlicher Nahrung hochwertiges Eiweiß enthalten ist. Das Eiweißproblem tritt nur bei schlechter Kohlenhydratbasis auf. Ist diese stimmig, kann der Körper sich auch aus dem Vollkorn das Eiweiß herausholen, das er benötigt. Zusätzliche Eiweißpräparate werden dann überflüssig. Tatsächlich beobachte ich, dass in Fitnessstudios immer mehr Eiweiß-Drinks geschluckt werden, diese sich aber oft negativ auswirken. Die Sportler bekommen Pickel, oft auch ein aufgedunsenes Gesicht. Profisportler wissen hingegen, dass sie bei vollwertiger Ernährung mit wenig Eiweiß auskommen.

Die Sojabohne kann es

In Südamerika fällt mir immer wieder auf, welch schöne Körper die Menschen dort haben, Männer wie Frauen. Sie sind schlank, kraftvoll und haben gut ausgebildete Muskeln. Wovon ernähren sie sich überwiegend? Von Reis und Bohnen, dem Standardgericht. Bohnen sind nicht nur gute Kohlenhydrate mit einem niedrigen glykämischen Index, sondern auch ein fantastischer Eiweißträger. In dieser Eigenschaft ist vor allem die Sojabohne bekannt, aus der vielfältige Produkte gewonnen werden: Tofu, Miso, Sojamilch, Sojamehl u.v.m. Die Sojabohne enthält 35 bis 40 Prozent hochwertiges Eiweiß (Fleisch nur zwischen 14 und 20 Prozent). Und auch im Hinblick auf Fett, Kohlenhydrate, Ballaststoffe, Mineralien und Vitamine belegt sie mit Abstand den ersten Platz. Kein Wunder: 500 g Vollsoja entsprechen hinsichtlich des Eiweiß- und Fettgehalts rund fünf Litern Vollmilch oder 28 Hühnereiern!
Informieren Sie sich einmal im Reformhaus über die Vielfalt an schmackhaften Bohnen. Pflanzliches Eiweiß ist leichte Kost, die uns mit viel Energie versorgt. Testen

Sie selbst: Essen Sie an zwei aufeinander folgenden Tagen einmal Reis mit Bohnen und dann Reis mit Fleisch, und zwar vor einer körperlichen Aktivität. Beobachten Sie anschließend, wie Ihr Körper reagiert und wann er stärker belastet wirkt.

Köstliche Bohnenmahlzeit für 4 Personen

> **Tipp:**
> **Bohnen, auf mediterrane Art zubereitet**
>
> 400 g weiße Bohnen wie auf der Packung beschrieben einweichen und anderthalb Stunden gar kochen, absieben, spülen.
> 1 klein gewürfelte Gemüsezwiebel und 2 gehackte Knoblauchzehen in 4 EL Olivenöl rösten, dann 4 gehackte Salbeiblätter hinzufügen. Die Bohnen dazu schütten, alles verrühren, bis das Fett aufgesaugt ist. 3 TL Tomatenmark unterrühren, salzen und pfeffern.
> Dazu schmecken Vollreis, Gemüse, Salat oder Vollkornbrot sowie ein kräftiger Rotwein.

Und wenn man aber Schokolade mag?

Schokolade gilt als der Inbegriff der süßen Sünde. Ein Schokoladeverbot ist aber gar nicht nötig, vorausgesetzt man wählt eine gute Qualität, d.h. einen hohen Kakaoanteil und wenig oder gar keinen Zuckerzusatz.

Milch, Wasser und Salz

Schätzungsweise mindestens die Hälfte der Menschen reagiert allergisch auf Milch – ohne es zu wissen. Entsprechend viel Milch wird getrunken, auch von denjenigen, die sie gar nicht vertragen. Dies spiegelt meiner Meinung nach ebenfalls die traurige Tatsache wider, dass die wenigsten einen guten Kontakt zu ihrem Körper haben. Wenn Sie wissen wollen, ob Sie Milch vertragen, vergleichen Sie Ihre Körperreaktionen während einer Woche, in der Sie Kuhmilch trinken, und einer weiteren Woche, in der Sie pflanzliche Milch zu sich nehmen: Soja-, Reis-, Hafer- oder andere »Milch«-Produkte. Horchen Sie aufmerksam in sich hinein und finden Sie heraus, ob es Unterschiede gibt.

Milchallergie

**Praxisbeispiel:
Unglückliche Milchleidenschaft**

Vor einigen Jahren betreute ich einen Profi-Surfer, der täglich zwei Liter Milch zu sich nahm. Er war den ganzen Tag auf dem Wasser und in der Sonne – und doch sah er bleich und elend aus, mit tiefen Augenringen und einem eingefallenen Gesicht. Er spürte, dass es seinem Körper nicht gut ging, erkannte aber die Ursache nicht.
Nach einer Serie von Untersuchungen und Tests kam man zu dem Ergebnis, dass er Milchprodukte meiden sollte. Tatsächlich entwickelte er sich daraufhin in eine andere Richtung, verfügte über deutlich mehr Energie, war weniger anfällig für Krankheiten und sah auch gesünder aus.

Milchunverträglichkeit

> **Tipp:**
> **Hafermilch**
>
> Besorgen Sie sich (z.B. im Reformhaus) Hafermilch und trinken Sie diese pur oder rühren damit Ihr Müsli an. Hafermilch ist ein wunderbares, wohlschmeckendes Getränk, das nicht, wie Kuhmilch, den Körper belastet, sondern ihm Riesenkräfte schenkt.

Wasser

Wasser ist natürlich und das für den Körper beste Getränk. Es ist ein auf der Erde rar werdendes Gut, was zu einer großen Gefahr für die Menschheit werden kann. Auch die Qualität von Wasser ist sehr unterschiedlich. Die höchste Qualität weist reines Quellwasser auf. Leitungswasser kann durch moderne Reinigungs- und Belebungsverfahren aufbereitet werden. Wasser sollte weich und arm an Kohlensäure sein. Orientieren Sie sich bei der Wahl Ihres Trinkwassers am Geschmack, und wechseln Sie hin und wieder die Marke.

Wer an Cola- und Limonadegetränke gewöhnt ist, wird stilles Wasser geschmacklich anfangs fade finden. Ich empfehle eine langsame Umgewöhnung, bei der man die Wassermenge steigert, möglicherweise anfangs auch zuerst kohlensäurehaltiges Mineralwasser trinkt. Bedenken Sie aber, dass Kohlensäure ursprünglich nur dazu dient, das Trinkwasser haltbarer zu machen. Tafelwasser ist nichts anderes als Leitungswasser, dem aus diesem Grund Kohlensäure zugesetzt wurde.

Trainieren Sie Ihr Körpergefühl zu größerer Natürlichkeit. Unterstützen Sie sich mental bei der Umstellung von zuckerhaltigen Getränken auf reines Wasser mit einem Bild: Denken Sie ans Wäschewaschen und fragen Sie sich, ob Sie Lust hätten, Ihre Wäsche in Cola oder Limonade zu reinigen. Stellen Sie sich vor, wie verklebt und verdreckt Ihre Wäsche wäre.

> **Tipp:**
> **Karaffe Wasser auf den Tisch**
>
> Stellen Sie täglich eine Karaffe mit frischem Wasser in Ihre Nähe, z.B. auf den Schreibtisch, und trinken Sie so oft wie möglich davon. Auf diese Weise gewöhnen Sie sich von zuckerhaltigen Getränken allmählich um auf natürliches Wasser. Sie werden feststellen, dass es Ihnen bald schon schmeckt.

Salz ist nicht gleich Salz

Im natürlichen Kristallsalz findet man alle Mineralien und Spurenelemente vor, aus denen der menschliche Körper besteht. Es ist für den Menschen lebensnotwendig, weswegen es in früheren Zeiten ein Zahlungsmittel war und das »weiße Gold« genannt wurde. In den vergangenen hundert Jahren wurde das Salz immer weiter vereinfacht, bis es nur noch aus zwei Elementen (Natriumchlorid) bestand.

Dieses so genannte Kochsalz ist ein billiges Massenprodukt, das nicht mehr über die ursprüngliche Lebendigkeit des Salzes verfügt und deshalb auch nicht die notwendige Energie vermittelt. Es ist aggressiv und belastet den Körper. Das ist auch der Grund, warum man Salz heute kaum noch mit etwas Besonderem in Verbindung bringt, sondern eher mit gesundheitlicher Gefährdung wie Nierenbelastung und Bluthochdruck. Dies bezieht sich jedoch ausschließlich auf das Kochsalz, nicht aber auf das hochwertige, kristalline »Salz des Lebens«, das im Gegenteil einen zu hohen Blutdruck zu neutralisieren vermag. Deshalb sollte man statt Kochsalz Kristallsalz benutzen.

Schüßler-Salze

> **Info:**
> **Schüßler-Salze als Heilmittel**
>
> Vor über hundert Jahren entdeckte Dr. Wilhelm Schüßler die Bedeutung der Salze für den gesunden Organismus und entwickelte daraus die Schüßler-Salz-Therapie, die äußerst wirkungsvoll körperliche Dysbalancen ausgleicht. Salz-Defizite im Körper werden analysiert und ausgeglichen. Mit nur zwölf verschiedenen Mineralsalzen kann man auch als medizinischer Laie körperliche Beschwerden ausgleichen.

Kristallsalz bringt den Körper mit der Umwelt in Harmonie: Das Kind entsteht im Mutterleib in einer Salzlösung. Das Blut ist eine einprozentige Salzlösung, ebenso wie das Meerwasser. Gutes Salz ist naturbelassenes Meersalz, Steinsalz oder Himalaja-Kristallsalz. Allerdings ist zu bedenken, dass Verschmutzungen des Meerwassers, etwa durch Tankerunfälle, die Salzqualität verschlechtern. Beim Bergsalz ist das Kristallsalz höherwertig als das Steinsalz.

Durch die Bio-Photonenforschung weiß man, dass Zellen miteinander durch Licht kommunizieren. Die lateinische Bezeichnung für Licht lautet »sol«, und davon leitet sich das Wort Sole ab. Sole ist eine 26-prozentige Salzlösung und sie ist reine flüssige Sonnenenergie. Krankheiten entstehen häufig durch fehlende Zellkommunikation, und daher mein Tipp: Trinken Sie Sole (siehe folgenden Kasten).

> **Tipp:**
> **Sole trinken**
>
> Geben Sie einen Teelöffel Sole in ein Glas Wasser und trinken Sie diese Mischung jeden Morgen nüchtern. So fluten Sie Ihren Körper geradezu mit Licht.
> Sole kann man selbst herstellen: Legen Sie einen Kristallsalzbrocken in Wasser. Er löst sich darin so lange auf, bis das Wasser eine 26-prozentige Salzlösung, Sole, geworden ist.

Für den Salzkonsum gilt das Gleiche wie beim Mehl: Kaum jemand kennt noch das natürliche, ursprüngliche, kristalline Salz, da das weiße Natriumchlorid Einzug in alle Supermarktregale und alle Küchen gefunden hat – ebenso wie das von seinen Vitalstoffen entleerte weiße Auszugsmehl das Vollkornmehl verdrängt hat. Allein schon in diesen beiden Bereichen zur Natur zurückzukehren bedeutet einen riesigen Umschwung bei den Ernährungsgewohnheiten – vom Unguten zum Nährenden.

Alkohol – ja oder nein?

Bei Alkohol gilt ebenso wie in allen anderen Bereichen: Allzu strenger Rigorismus, gar Fanatismus, ist nicht gut.

Rotwein und Bier

Wer zur Mahlzeit gern ein Glas Wein oder Bier trinkt, braucht aus gesundheitlichen Gründen nicht darauf zu verzichten.
Das »französische Paradox« machte Mitte des letzten Jahrhunderts deutlich: Rotweintrinker leben länger, vorausgesetzt der Rotweingenuss ist mäßig (ein bis zwei Gläser zu einer Mahlzeit getrunken) und regelmäßig. Dann entfaltet er einen starken Schutz für das Herz-Kreislauf-System und hat eine Reihe weiterer gesundheitsfördernder Wirkungen.
Bier gilt in Bayern (und nicht nur dort) als Lebensmittel, nicht zu Unrecht: Es ist nichts anderes als ein fermentierter Getreide-Vollkornsaft, und in Maßen getrunken eine Wohltat, die noch niemandem geschadet hat.
Zu vermeiden sind jedoch harte Alkoholika wie Schnaps und auch die modernen Alkopop-Mischungen aus Alkohol und Limonade, die bei Jugendlichen sehr beliebt sind: Diese sind doppelt gefährlich, denn beim Trinken bemerkt man den Alkoholgehalt kaum und unterschätzt das Getränk. So werden gleich zwei Süchte gefördert: nach Alkohol und nach Zucker.

Nahrungsergänzung – ja oder nein?

Mit Vitaminpillen, Brausetabletten, Aminosäure-Cocktails usw. gefüllte Schränke sind heutzutage »in«. Die Begründung lautet zumeist, dass unsere Ernährung durch überdüngte Böden, vorzeitig und unreif geerntetes Obst und natürlich durch Luft- und Wasserverschmutzung nicht mehr genügend Nährstoffe enthält und diese von außen zugesetzt werden müssen. Dieses Argument ist sicherlich nicht abwegig. Aber die zu beobachtenden Konsequenzen scheinen mir falsch: Die Menschen kippen wahllos riesige Mengen an isolierten Vitalstoffen in sich hinein, ohne zu wissen, dass bestimmte Substanzen nicht gleichzeitig eingenommen werden dürfen, und ohne darauf zu achten, dass bei einigen, z.B. Vitamin A, Überdosierungen schädlich sind. Die Pillen werden es schon richten, denkt so mancher und ernährt sich weiterhin schlecht.

Zunehmend setzt sich aber die Erkenntnis durch, dass Vitamine erst in der Kombination mit den zahllosen anderen Pflanzeninhaltsstoffen ihre volle Wirkung entfalten. Auch wenn in einem Apfel der Vitamin-C-Gehalt gering ist, stellt das isoliert zugeführte Vitamin niemals einen Ersatz dar, denn der Körper verfügt über keinen Code, um die isolierten Substanzen optimal zu verwerten.

Vitamine müssen mit natürlichen Pflanzenwirkstoffen kombiniert werden

Die verbreitete und oft recht ziellose Einnahme von Nahrungsergänzungsmitteln ist zudem ein weiteres Merkmal dafür, dass viele Menschen sich der Selbstverantwortung entledigen. Anstatt sich um die Qualität ihrer Nahrung zu bemühen, delegieren sie diesen Punkt an – qualitativ oft fragwürdige – Pillen. Dabei könnten sie sich mit einer einfachen natürlichen Ernährung gesundheitlich weit besser unterstützen. Die Natur liefert uns die besten Lebensmittel. Empfehlenswert sind Bio-Produkte, allerdings sollte man auch bei diesen auf Frische achten.

Es lohnt sich übrigens, sich mit Großmutters Heilrezepten zu beschäftigen. Leider sind die Weisheiten der Volksmedizin von der vorherrschenden Schulmedizin verdrängt worden. Bei Infekten nimmt man schnell Antibiotika. Dabei bietet die Natur – und die natürliche Küche – genügend Alternativen, von denen ich Ihnen hier ein Beispiel geben möchte (siehe folgenden Tipp).

Natürliches Antibiotikum

> **Tipp:**
> **Ingwer-Knoblauch-Tee**
>
> Bei einer infektiösen Erkältung empfehle ich Ihnen, einen Tee zu kochen, der wie ein Antibiotikum wirkt und Sie schnell wieder auf die Beine bringt.
> Schneiden Sie einige Knoblauchzehen und ein Stück Ingwer in Stücke und übergießen Sie diese mit kochendem Wasser. Lassen Sie den Tee zehn Minuten ziehen und trinken Sie davon mehrmals am Tag.

Durch Fasten im Körper aufräumen

Fasten gilt als der Königsweg der Verjüngung. Tatsächlich belegen neueste Untersuchungen, dass Menschen mit einem niedrigen Kalorienverbrauch deutlich länger leben als diejenigen, die gern und viel essen. Fastenzeiten waren traditionell immer schon Phasen, in denen körperliche wie auch geistige Erneuerung stattfand. Während des Fastens bedient sich der Körper zur Energiegewinnung der körpereigenen Speicher. Interessanterweise werden zunächst die in den Zellen abgelagerten überschüssigen Fette, Gift- und Schlackestoffe verbrannt, weshalb das Fasten eine hervorragende Entgiftung darstellt.

Man kann zwischen unterschiedlichen Formen des Fastens wählen. Wer fünf Tage und länger am Stück fastet, sollte dies unter ärztlicher Anleitung tun. Aber auch schon ein regelmäßiger Entlastungstag pro Woche oder Monat regt die Produktion bestimmter Wachstumshormone an, die vor allem während des Schlafens die Erneuerung von Zellen unterstützen. Sinnvoll ist es, das Fasten automatisch an bestimmte, regelmäßig stattfindende Ereignisse zu koppeln. Ich faste beispielsweise immer bei längeren Flugreisen.

Die richtige Reihenfolge der Speisen

Bei Seminarveranstaltungen gibt es zum Mittag oder Abend meist ein Büffet, an dem sich jeder bedient. Ich beobachte häufig, dass die Speisen in beliebiger Reihenfolge eingenommen werden. Kaum jemand scheint ein System beim Essen zu verfolgen, viele gehen nach merkwürdigen Lustaspekten vor: Manche fangen mit Fleisch an, andere mit der mit Käse überbackenen Pasta, und wieder andere stürzen sich gar als Erstes auf ihren Lieblingspudding.
Ich möchte dringend dazu raten, eine bestimmte Reihenfolge beim Essen einzuhalten, weniger weil dies Herrn Knigge gefallen hätte, sondern weil solche Erwägungen vor allem ernährungsphysiologisch begründet sind. Wie sieht eine Ernährung aus, die den Organismus am besten unterstützt?
Zunächst beginnt man mit einem Glas Wasser, das man vor der Mahlzeit langsam trinkt. Dann empfiehlt sich Obst, etwa ein Apfel, eine Apfelsine, etwas Ananas u.a. Hieran schließt sich sehr gut der Salat an: grüner oder Rohkost. Als Nächstes sollte man Eiweiß mit Vitaminen

und Mineralstoffen kombiniert zu sich nehmen, also beispielsweise Fisch oder Fleisch und Gemüse. Danach sind Kohlenhydrate wie eine Pasta oder überbackene Kartoffeln bekömmlich. Die Mahlzeit wird mit Käse und zuletzt mit einem süßen Dessert abgerundet.

**Info:
Die richtige Reihenfolge beim Essen**

1. Wasser trinken
2. Obst
3. Salat
4. Eiweiß und Vitamine bzw. Mineralien
5. Kohlenhydrate
6. Käse
7. Dessert

Auf einen Blick: Ernährung: einfach, aber richtig

- Volles Korn und voller Reis enthalten eine unglaubliche Nährstoffdichte und alle Vitalstoffe, die der Körper braucht. In Auszugsmehl und geschältem Reis ist davon kaum etwas übrig. Sie enthalten nur leere Kalorien (Seite 111f.).
- Daher sollte man sich täglich frisches Vollkorn mahlen und als Frischkorn-Brei zum Frühstück (Seite 113f.), als Waffel (Seite 114) oder selbst gebackenes Brot (Seite 114) essen.
- Nahrungsmittel sollten frisch sein (Seite 113).
- Vollkornreis ist ein Grundnahrungsmittel, das die

- tägliche Basis für viele Gerichte darstellen kann (Seite 115).
- Nahrungsmittel mit hohem glykämischen Index sind zu meiden (Seite 116ff.).
- Für die Energiezufuhr zwischendurch sind Nüsse die wertvolle Alternative zu zuckerhaltigen Schokoriegeln u.Ä. (Seite 118).
- Sorgen Sie für ein ausgewogenes Säure-Basen-Verhältnis, damit Ihr Körper nicht »sauer« wird. (Seite 119f.).
- Pflanzliche Fette und Proteine sind tierischen vorzuziehen (Seite 121ff.).
- Milchunverträglichkeit belastet den Organismus. Gesunde Alternativen sind pflanzliche »Milch«-Produkte (Seite 125).
- Cola- und Limonadegetränke sollte man durch Wasser ersetzen (Seite 126).
- Kochsalz (Natriumchlorid) sollte durch Kristallsalz ersetzt werden (Seite 127f.).
- Morgens ein Glas Wasser mit einem Teelöffel Sole trinken (Seite 129)
- Wein und Bier sind in Maßen erlaubt, nicht jedoch harte Alkoholika (Seite 130).
- Nahrungsergänzung, ob ausgewählt oder ziellos, ist nicht unbedingt ein Segen (Seite 130f.).
- Mittel der Volksheilkunde können chemische Medikamente ersetzen (Seite 132).
- Fasten entgiftet und verlängert das Leben (Seite 132).
- Beim Essen sollte man auf die richtige Reihenfolge der Lebensmittel achten (Seite 133f.).

MENTALE ENTSPANNUNG UND BEWUSSTSEIN

Zu Beginn dieses Kapitels möchte ich Sie zu einer Selbsterfahrungsübung einladen.

Selbsterfahrung

> **Übung:**
> **Wahrnehmung des Körpergewichts**
>
> Nehmen Sie Ihr Körpergewicht wahr. Falls möglich, ziehen Sie sich zum Vergleich eine Gewichtsweste über (bzw. beschweren Sie Ihre Jacke / Ihren Gürtel usw. mit Gewichten von fünf, zehn oder mehr Kilo).

Haben Sie die Übung durchgeführt und dabei das Gefühl bekommen, dass Sie zu viel Gewicht haben? Gehören Sie zu der wachsenden Gruppe der Menschen mit Übergewicht? Haben Sie gespürt, was Ihr Körper Tag für Tag ertragen muss und welch unnötiger Belastung er ausgesetzt ist? Stellen Sie sich vor, Sie müssten mit einem zusätzlichen Gewicht von zehn Kilo leben: Sie wären abends völlig gerädert, die Knie täten weh, der Rücken zwickte, die Körperhaltung wäre schlecht, die Fußgelenke wären überlastet ... Eine Gewichtsweste macht deutlich, zu welch kompensatorischen Leistungen der übergewichtige Körper in der Lage ist und in welchem Maße leider die innere Stimme unterdrückt wird, die uns Gefahr signalisiert.

Die innere Stimme wieder hören

Können Sie sich vorstellen, wie viel leichter und unbeschwerter Sie sich fühlen würden, wenn Sie fünf, zehn oder mehr Kilo abnehmen würden? Und welche Bereicherung es wäre, einen Kontakt zur inneren Stimme wiederherzustellen? Die innere Stimme, unser Unterbewusstsein, ist ein lebenswichtiges Korrektiv, das die meisten Menschen ausgeschaltet haben. Man könnte auch von der bereits erwähnten somatischen oder Körperintelligenz sprechen. Dieses riesige Potenzial sollten wir nicht verkümmern lassen, sondern nutzen, indem wir den Kontakt zum Körper herstellen. Kinder vermögen ihre innere Stimme zu hören, wie Untersuchungen zeigen oder auch die alltägliche Beobachtung von Kindern erweist. Deren Verhalten erscheint uns Erwachsenen manchmal irrational, in Wirklichkeit aber ist es von somatischen Impulsen gelenkt. Besonders in der Wahl von Nahrungsmitteln kann man beobachten, dass sie instinktiv nach denjenigen greifen, die Substanzen enthalten, welche der kindliche Organismus gerade benötigt.

Somatische Impulse aus dem Körperinneren

Dass die meisten Erwachsenen dieses Korrektiv verloren haben, hängt nicht automatisch mit dem Älterwerden zusammen, sondern vor allem mit schlechten Einflüssen, denen man Tag für Tag ausgesetzt ist. Mit ungesunden Stoffen angereicherte Nahrungsmittel, Gifte in der Atemluft und Trinkwasser führen zu einer Schmutzbelastung der Körperzellen, die uns von der inneren Wahrheit abschneiden. Die klare Stimme aus dem Körperinneren wird zu einem dumpfen Rauschen verzerrt. Auch Stress trägt zu dieser Belastung bei.

Wir sind mehr Stress ausgesetzt

Seit Anbeginn der Menschheit lösen Angriffe, etwa durch wilde Tiere, Stress in Form von Flucht- oder Kampfimpulsen aus. Diese Reflexe retteten in früherer Zeit das nackte Leben. Fliehen oder Kämpfen aber sind Reaktionen der körperlichen Stressabfuhr. Sie wirken auch heutzutage noch im Menschen, obwohl die Lebenssituation sie nicht mehr erfordert. Für die heutigen Stressauslöser stellen Zuschlagen oder Wegrennen keine adäquaten Antworten mehr dar, etwa wenn ständig das Telefon klingelt, während wir uns auf eine Aufgabe konzentrieren wollen. In einer solchen Situation bleibt also der Stress im Körper stecken und macht krank: Der Mensch verspannt sich, die Lippen sind zusammengepresst, der Atem wird kurz und hektisch. Ein gestresster und belasteter Körper aber spürt nicht mehr, dass die Mundwinkel nach unten und die Schultern nach oben gezogen sind oder dass das Gesicht unkontrolliert zuckt, und er wird auch nicht erkennen, warum er irgendwann erkrankt. Die somatische Intelligenz ist blockiert.

Stress ist ein Hauptfeind des Menschen und keineswegs nur auf die Psyche beschränkt. Jeder kennt seine »Schwachstellen« im Körper, die sich immer dann melden, wenn man Stress hat: Beim einen ist es der Magen, beim andern treten Zahnfleischprobleme auf usw. Stress zerstört Körperzellen und führt zur Entwicklung von chronischen Krankheiten wie Rheuma oder von Krebs. Eine Zeit lang toleriert der Körper den Stress, aber er ist gnadenlos bei der Abrechnung. Und deshalb ist es so wichtig, auch in jungen Jahren Stress aktiv zu bekämpfen.

Stress mental auflösen

Um die Intelligenz des Körpers zu befreien, müssen wir mental auf den Stress reagieren, d.h. bewusst die verschiedenen Verspannungen wahrnehmen und lösen: die Gesichtszüge glatt streichen, die Atmung verlangsamen und eine verspannte Schulterhaltung korrigieren. So helfen bewusste Wahrnehmungen, den verschütteten Weg zur inneren Stimme freizuschaufeln.

Auflösung von Stress

> **Übung:
> Erste Maßnahme gegen Stress**
>
> Die kinesiologische Übung zur Körperenergie (siehe Seite 99f.) zeigt: Abwärtsbewegungen führen zu einem Zusammenbruch der Energie. Auf die Gesichtsmuskeln übertragen bedeutet dies, dass zusammengepresste Lippen und herabgezogene Mundwinkel sowohl unser eigenes Energiesystem schwächen als auch andere Menschen negativ beeinflussen.
> Schließen Sie in einer Stresssituation die Augen, atmen Sie tief durch und streichen Sie mit den Fingerspitzen sanft über Ihr Gesicht, von der Stirn über Schläfen und Wangen bis hinab zu Lippen und Kinn. Stellen Sie sich dabei vor, wie die jeweiligen Gesichtsmuskeln durchblutet werden und die Anspannung verlieren. Sie freuen sich über diese Entspannung und die Mundwinkel richten sich zu einem Lächeln nach oben.

Ziele setzen

Das beste Navigationssystem im Fahrzeug nutzt nichts, wenn man kein Ziel eingibt. Für unsere Gesundheit gilt das Gleiche: Man braucht eine Marschrichtung. Das persönliche Ziel kann lauten: Ich will abnehmen, oder: Ich will wieder anfangen Sport zu treiben. Man muss dieses Ziel erreichen wollen, in ihm einen Sinn erkennen, sonst wird man bald schon sein Interesse auf eine andere Beschäftigung lenken. Eine Zielsetzung ist unbedingt notwendig, aber Ziele müssen vernünftig gesteckt werden. Dazu ist Folgendes zu beachten.

1. Setzen Sie sich realistische Ziele.

Wer kennt sie nicht, die hehren Vorsätze, die man an Silvester für das neue Jahr fasst. Und die man bald schon wieder aufgibt, weil ihre Verwirklichung sich als zu mühsam erweist. Befragen Sie sich also vor jeder Zielsetzung, wie realistisch sie ist. Und seien Sie im Zweifelsfall eher bescheiden. Also nicht: »Ich will 20 Kilo abnehmen«, sondern: »Nächste Woche will ich keine (weniger) Schokolade essen und dazu täglich zehn Minuten Sport treiben.« Kleinschrittige Ziele lassen sich leichter verwirklichen, während die großen entmutigen und deshalb schnell aufgegeben werden.

2. Geben Sie sich nicht vorschnell zufrieden.

Wenn Sie etwas verändern möchten, müssen Sie dafür arbeiten. Ausflüchte wie »Ich habe nun mal einen krummen Rücken und Plattfüße« oder »Mein Übergewicht ist genetisch bedingt, die Veranlagung dazu haben alle in der Familie« gelten nicht. Glauben Sie mir: Meine Erfahrungen beim Training mit vielen Menschen haben bewiesen: Man hat alles selbst in der Hand. Wer sich ernsthaft ein Ziel setzt, wird es auch erreichen. Genetische Vorbedingungen spielen eine weitaus geringere Rolle als die mentale Kraft und Bereitschaft, die für grundlegende Veränderungen nötig sind.

3. »Keine Zeit« gilt nicht.	Ein erschütternder Fall in meiner Berufspraxis war ein Manager, der das regelmäßige Training wieder aufgab, weil er glaubte, nicht 30 Minuten fürs morgendliche Laufen erübrigen zu können. Zwei Jahre später las ich seine Todesanzeige, er war mit gerade mal 60 Jahren am Herzinfarkt gestorben. Hätte er täglich 30 Minuten in seine körperliche Gesundheit investiert, so hätte er (statistisch gesprochen) 16 Jahre mehr an aktivem Leben herausbekommen – ein Ergebnis, das ihn als Kosten-Nutzungs-Rechnung sicherlich überzeugt hätte.
4. Mit Visualisierungen Ziele erreichen	Um Ziele leichter zu erreichen, kann man die Kraft des Unterbewusstseins nutzen. Eine bewährte Methode ist das Visualisieren des Zielzustands. Wenn Sie beispielsweise vorhaben abzunehmen, versenken Sie sich regelmäßig in einen meditativen Zustand und stellen sich vor, wie Sie als schlanker Mensch aussehen werden. Sehen Sie sich dabei alle Einzelheiten genau an: Ihr Gesicht, den muskulösen Körper, die schicke Kleidung in der Größe, die Ihnen seit so vielen Jahren zum ersten Mal wieder passen wird. Rufen Sie sich dieses Bild immer wieder vor Augen, besonders dann, wenn Ihre Selbstdisziplin nachzulassen droht. Die Visualisierung unterstützt Sie dabei, das Ziel nicht aus den Augen zu verlieren.
5. Unterstützung durch Affirmationen	Affirmationen sind kurze, prägnante Sätze, die man durch regelmäßige Wiederholung im Unterbewusstsein verankert, um so zusätzliche Kräfte zu mobilisieren. Sie müssen immer positiv ausgedrückt sein (»Ich schaff es, ich kann es«). Formulieren Sie eine positive Aussage zu Ihrem Ziel, schreiben Sie den Satz auf mehrere Kärtchen und platzieren Sie diese an Stellen, auf die Ihr Blick häu-

fig fällt. Sagen Sie die Affirmation oft laut oder in Gedanken vor sich hin.

»In der Ruhe liegt die Kraft«

Unser Gehirn ist umso aufnahmefähiger, je langsamer es schwingt. Auf dieser Erkenntnis basiert das Super-Learning: Lernen in der Alpha-Trance, einem Zustand zwischen Wachen und Schlafen, ist besonders effektiv. In dieser Phase aufgenommene Informationen verarbeitet das Gehirn in hoch leistungsfähigem Zustand. Man spricht in diesem Zusammenhang auch von »Flow«. Wer viel mit dem Kopf arbeitet, sollte immer wieder die Flow-Situation suchen: in eine niedrige Gehirnfrequenz schalten und die unterbewussten Ströme aktivieren, zum Beispiel beim regelmäßigen Laufen.

Riesige Informationsmengen strömen in heutiger Zeit ununterbrochen und leider oft auch ungefiltert auf uns ein. Sie erhöhen die Schwingungen des Gehirns und vermindern dadurch seine Leistungsfähigkeit. Dies lässt sich durch Ruhe vermeiden. Je mehr Ruhepausen wir einlegen oder je mehr Ruheinseln wir einzurichten vermögen, desto weniger sind wir Stress ausgeliefert und desto leistungsfähiger ist unser Gehirn.

Die Gehirnfrequenzen lassen sich drosseln, wenn wir das Gehirn langweilen, es äußerer Reize berauben. Das hört sich einfach an, aber wer schon einmal versucht hat zu meditieren, weiß: Leere wird nicht dadurch erreicht, dass man sich in einen leeren Raum setzt. Unser Inneres braucht eine längere Anlaufzeit, um wirklich zur Ruhe zu kommen. Unruhige Gedanken sind wie galoppierende

Das Gehirn langweilen

Pferde, die eingefangen und beruhigt werden müssen. Das ist deshalb so schwierig, weil unser Geist sprunghaft und unzähligen Reizen ausgesetzt ist: Das Handy klingelt, der Tee ist fertig, die Toilettenspülung rauscht, draußen fährt ein Auto vorbei und in der Ferne hört man einen Krankenwagen ... Das geht ununterbrochen so weiter. Echte, tiefe Stille kennen wir nicht, oder wenn, dann ist sie ein seltenes Geschenk.

Die Konzentration steigern

**Übung:
Zählen**

Legen Sie sich hin, schließen Sie die Augen und fangen Sie an zu zählen. Konzentrieren Sie sich völlig auf die Zahlen. Wie lange können Sie zählen, bis Ihre Gedanken abschweifen?
Mit dieser einfachen Übung können Sie Ihre Konzentrationsfähigkeit von Tag zu Tag steigern.

Beim Laufen Probleme lösen

Ein einfacher Weg zur Beruhigung besteht darin, sich körperlich zu verausgaben. Wenn man eine Weile läuft, ohne an ein bestimmtes Problem zu denken, kommt man in eine ganz eigene Schwingung, die der Alpha-Frequenz sehr nahe ist. Aus diesem Grund ist das Laufen auch eine gute Strategie der unterbewussten Problemlösung. Das Gehirn arbeitet hocheffektiv und kreativ und präsentiert dem Menschen Antworten auf Fragen.
Das unangestrengte Laufen erfahre ich selbst immer wieder als eine wunderbare Problemlösungsstrategie. Wenn ich mich mit einer Frage beschäftige, auf die ich zunächst keine Antwort weiß, brauche ich nur 30 Minuten zu laufen. Die Schwingung, in die mich die regelmä-

ßige Bewegung versetzt, aktiviert unfehlbar mein Unterbewusstsein, so dass ich nach dem Lauf mit Sicherheit eine Antwort gefunden habe, und zwar ohne mich bewusst mit dem Thema beschäftigt zu haben. Dieses Potenzial der Lösungsbewältigung findet man speziell im Sauerstoffüberschuss, d.h. bei einer Bewegung mit niedriger Pulsfrequenz.

Eine weitere Methode stammt aus Asien: die Konzentration auf ein Mantra. Hierunter versteht man eine Silbe oder ein Wort, das man in ständiger Wiederholung aufsagt oder denkt; im Buddhismus ist es vorzugsweise die heilige Silbe »Om«. Auch in unserer christlichen Kultur kennen wir dieses Wirkprinzip, etwa beim Beten eines Rosenkranzes, wo das monotone Wiederholen der immergleichen Gebete eine ähnliche Funktion erfüllt. Auch dem Ratschlag, bei Einschlafschwierigkeiten »Schäfchen zu zählen« liegt die Vorstellung zugrunde, dass Monotonie den unruhigen Geist in einen beruhigenden Rhythmus versetzt.

Mantra

Richten Sie Ihr Augenmerk auf Kleinigkeiten in Ihrer alltäglichen Umgebung, die Sie sonst nicht beachten. Wählen Sie bestimmte Gegenstände oder auch zwischenmenschliche Verhaltensweisen aus, denen Sie bisher noch nie Aufmerksamkeit geschenkt haben. Sehen Sie die Welt mit neuen Augen. Ein solcher Perspektivwechsel kann besonders in Stresszeiten helfen, die Ruhe zu bewahren, indem man sich von den Stressfaktoren distanziert.

Die Umwelt neu wahrnehmen

Die Atmung ist das stärkste Instrument, um in einen Zustand tiefer Ruhe zu gelangen. Sie ist elementar und einfach und doch eine Disziplin, die man erst nach langer Übung gezielt einsetzen kann. Obwohl ich mich im

Die Atmung: das stärkste Beruhigungsmittel

Sportstudium wie auch in Gesprächen mit Therapeuten immer wieder mit der Bedeutung richtigen Atmens beschäftigte, eröffnete sich mir die Atemkunst erst, als mich ein Shaolin-Mönch unterwies. Lassen Sie sich aber bitte nicht entmutigen: Zum richtigen Atmen braucht man keinen Experten, sondern nur genug Übung, Zeit und die eigene wachsende Erfahrung.

Zur Ruhe kommen

**Übung:
Die tiefe Bauchatmung**

Legen Sie sich entspannt hin, schließen Sie die Augen, lassen Sie den Atem fließen und Ihren Gedanken freien Lauf.
Atmen Sie nun bewusst in den Bauch hinein. Spüren Sie, wie der Bauch sich hebt. Lassen Sie den Atem wieder hinausströmen, bis der Bauch ganz leer ist.
Anfangs folgen Sie Ihrem Atem mit den Gedanken. Doch mit wachsender Übung automatisiert sich diese Technik.

Tiefenentspannung

Die tiefe Bauchatmung entspannt den Darm und behebt Verkrampfungen im Unterleib. Menstruationsbeschwerden, Verdauungs- oder sexuelle Störungen lösen sich. Der Bauch ist das Zentrum unseres Körpers. Eine von dort ausgehende Entspannung breitet sich kreisförmig in alle Bereiche aus, so dass sie schließlich alle stressbedingten Probleme, z.B. Schlafstörungen, beseitigt. Stattdessen wird der Bauch mit neuer Energie aufgeladen, die sich wiederum im ganzen Körper verteilt.

Stress lässt sich durch einen Wechsel von Anspannung und Entspannung bewältigen. Die progressive Muskelrelaxation nach Jacobson ist eine gute Methode für die tägliche Entspannung.

Progressive Muskelrelaxation

> **Übung:**
> **Progressive Muskelentspannung**
>
> Setzen Sie sich bequem hin, stützen Sie die Hände auf die Oberschenkel, schließen Sie die Augen, atmen Sie mehrmals tief ein und aus. Richten Sie Ihre Aufmerksamkeit auf Ihre Füße. Atmen Sie in den rechten Fuß und spannen ihn fünf bis zehn Sekunden lang fest an. Dann lösen Sie die Spannung, während Sie ausatmen und dabei die gesamte Anspannung des Fußes sich verflüchtigt. Nach einer halben Minute wiederholen Sie diesen Vorgang mit dem linken Fuß.
> Anschließend richten Sie in der gleichen Weise nacheinander Ihre Aufmerksamkeit auf alle anderen Körperbereiche, also Beine, Arme, Gesicht usw., und atmen die Anspannung des jeweiligen Körperteils aus.
> Durch die bewusste Anspannung wird die Muskelspannung erhöht. Lässt man den Muskel dann wieder los, sinkt der Tonus noch unter das Niveau des Ausgangszustandes.

An Gesichtern ist der Grad der inneren Ruhe oder Unruhe abzulesen. Betrachten Sie einmal die Menschen in Ihrer Umgebung, etwa auf der Straße. In Deutschland spiegeln sich auf den Gesichtern oft Stress, Hektik, innere Unruhe. Viele Menschen zucken, haben nervöse Ticks und sind nicht in der Lage, ihrem Gegenüber in die Au-

Wie innen, so außen

gen zu sehen oder etwas über längere Zeit zu betrachten. Das fällt mir besonders auf, wenn ich von einer Reise aus Südamerika oder Afrika zurückkomme. Dort begegne ich Menschen, die in sich ruhen und diese innere Ruhe ausstrahlen. Dieser Unterschied hat nichts mit den sozioökonomischen Bedingungen der Menschen zu tun, sondern mit den Reizen des Alltagslebens.

Wer mit der Reizüberflutung aufgewachsen ist, kann auf diese Reize kaum noch verzichten. Der Mangel an ablenkenden Reizen führt automatisch zur Beschäftigung mit sich selbst, aber diese Hinlenkung zum Ich wird von vielen hierzulande als bedrohlich empfunden. Dies beweisen Erfahrungen mit dem Samadhi-Tank, in dem man völlig frei von Reizen ist. Es handelt sich hierbei um eine abschließbare Wanne, eine Art Raumkapsel, die mit körperwarmem Salzwasser gefüllt ist, so dass man schwerelos darin treiben kann. Unvorbereitete Menschen ertragen den Aufenthalt darin nicht, weil der völlige Entzug von Reizen für sie eine brutale Erfahrung ist.

Tipp:
In der Wanne den Geist beruhigen

Als Vorstufe der Erfahrung im Samadhi-Tank empfehle ich Ihnen eine Selbsterfahrung in der heimischen Badewanne. Legen Sie sich bäuchlings in die mit körperwarmem Salzwasser (z.B. 1 Kilo Salzkristalle auf 100 Liter) gefüllte Wanne und atmen Sie durch einen Schnorchel. Lassen Sie Ihre Gedanken treiben und genießen Sie den Flow-Zustand.

Über den Zusammenhang zwischen Lärm und Angst vor der Stille äußerte C.G. Jung einmal, dass der Lärm deshalb willkommen sei, weil er die innere instinktive Warnung übertöne. Eine lärmende Umgebung diene dazu, gefürchtete Dämonen zu verscheuchen, und gebe ein Gefühl der Sicherheit. »Der Lärm schützt uns vor peinlichem Nachdenken, er zerstört ängstliche Träume, er versichert uns, dass wir ja alle zusammen seien und ein solches Getöse veranlassen, dass niemand es wagt, uns anzugreifen. Der Lärm ist so unmittelbar, so überwältigend wirklich, dass alles andere zum blassen Phantom wird.« Der Psychologe Jung kommt zu dem Schluss, dass wir Menschen den Lärm nicht hätten, »wenn wir ihn nicht heimlich wollten«. Die Stille brächte den Menschen zum Nachdenken über unbekannte Dinge, die ans Bewusstsein gezogen würden und Angst machten.[*]

Mittagsschlaf

Wissenschaftliche Untersuchungen in Schlaflabors haben gezeigt, dass unser Körper, vereinfacht gesagt, zwei Zyklen pro Tag hat. Eine ideale Regeneration ist demnach der Mittagsschlaf, so wie er in südlichen Ländern in Form der Siesta gehalten wird. Leider haben die wenigsten hierzulande die Gelegenheit, sich mittags für ein bis zwei Stunden zurückzuziehen. Aber es gibt einen Weg, dennoch die regenerativen Möglichkeiten des Mittagsschlafs zu nutzen: mit einem zehnminütigen Kurzschlaf.
Mit etwas Übung kann man sich so programmieren, dass man schnell in den Alpha-Bereich gerät, aus dem heraus

---

[*] C.G. Jung: Briefe 1956-1961. Dritter Band. Olten und Freiburg/Br. ³1990, S. 125

man leicht in einen Schlafzustand hinübergleitet. Bereits zehn Minuten reichen aus, um Körper und Geist mit neuer Energie zu versorgen. Der Kurzschlaf sollte immer eine Reaktion auf die Bedürfnisse des Körpers sein, also dann erfolgen, wenn man müde ist. Er muss nicht immer zur gleichen Zeit stattfinden, wenngleich sich die Zeit nach dem Mittagessen anbietet. Der Kurzschlaf lindert übrigens Völlegefühle nach einer zu schweren Mahlzeit.

Regeneration durch zehn Minuten Schlaf

> **Tipp:**
> **Der Kurzschlaf zur Energiegewinnung**
>
> Legen Sie sich auf den Rücken, schließen Sie die Augen und folgen Sie mit dem inneren Auge dem langsamen Strömen Ihres Atems.
> Spüren Sie, wie nacheinander die Füße, Beine, Hände und Arme warm und schwer werden, und sprechen Sie in Gedanken: »Ich schlafe ein.«
>
> Damit Sie nicht zu lange schlafen, nehmen Sie einen Gegenstand, z.B. einen Stein, in die Hand. In dem Augenblick, wo Sie in den Tiefschlaf übergehen, fällt Ihnen der Stein aus der Hand und Sie wachen auf.
> Falls Sie anfangs nicht einschlafen, stehen Sie trotzdem erst nach zehn Minuten auf. Auch das kurzfristige Ruhen regeneriert Sie. Im Laufe der Zeit werden Sie lernen, einzuschlafen und nach kurzer Zeit erfrischt wieder aufzuwachen. Geübte Kurzschläfer können sogar im Sitzen einnicken, wobei die so genannte Kutscherhaltung die förderlichste ist: Der Oberkörper ist leicht vorgebeugt, die Unterarme sind auf die Oberschenkel gestützt.

Regelmäßigkeit durch Rituale

Während Sie dieses Buch lesen, zweifeln Sie vielleicht gelegentlich daran, dass Sie die für einen anderen Lebensstil erforderlichen Veränderungen in Ihr Leben einführen werden. Ich möchte Sie beruhigen:

1. Es handelt sich um Kleinigkeiten.
2. Gesundheitsfördernde Maßnahmen lassen sich leicht mit Ritualen in den Alltag integrieren.

Kaum einer kommt auf die Idee, seinen Zahnarzt immer wieder zu befragen, wie oft man die Zähne putzen soll. Man spürt ja doch, dass man ein gutes Gefühl mit geputzten Zähnen hat. Sobald man sich daran gewöhnt hat, möchte man diese Gewohnheit beibehalten, einfach um sich weiterhin wohl zu fühlen. Und genauso will man sich erneut energetisch gut fühlen, nachdem man einmal die Erfahrung einer Energieexplosion gemacht hat.
Zwischen den Körperzellen und der Psyche besteht eine kommunikative Verbindung. Der Körper sendet Signale über seinen Zustand nach »innen«, er verfügt über eine somatische Intelligenz. Gesundheit und Stärke der Körperzellen vermitteln sich der Psyche, was wiederum eine starke Ausstrahlung auf andere beschert. Die Intelligenz der Körperzellen ist der Schlüssel zum Erfolg. Sie zu bewahren oder wiederherzustellen ist eine wichtige Aufgabe, die umso leichter gelöst wird, als das Unterbewusstsein einbezogen wird. Hierbei helfen Rituale.
Rituale kann man erzeugen, indem man bestimmte Handlungen aneinander koppelt, so dass man sie automatisch, d.h. unterbewusst, durchführt. Solche Koppe-

Alles hängt mit allem zusammen.

lungen lassen sich in allen Bereichen durchführen. Sie können sich zum Beispiel angewöhnen, jedes Mal nach dem Trinken mehrmals tief und bewusst zu atmen. Auf diese Weise gelangen Sie immer wieder in einen Entspannungszustand, ohne dass Sie sich bewusst dazu anregen müssen. Der Trick besteht darin, Handlungen an bereits existierende Gewohnheiten anzubinden.

Nicht die Menge, sondern die Intensität ist entscheidend

Dabei kommt es weniger darauf an, eine große Anzahl an Ritualen in sein Leben einzubauen, als vielmehr einige wenige mit großer Intensität durchzuführen. Unser Körper möchte respektiert werden. Er möchte, dass wir ihn schätzen und uns seiner Leistungen bewusst sind. Stellen Sie sich nur einmal vor, mit welch unermüdlicher Kraft Tag und Nacht unser Herz schlägt. Kein einziges noch so hoch entwickelte Material ist in der Lage, die gleiche Leistung zu erbringen. Indem wir hin und wieder in uns hineinhorchen und dankbar den Körper als Hochleistenden wahrnehmen, entwickeln wir somatische, d.h. Zell-Intelligenz und stellen einen intensiven Kontakt zum Körper her.

Zähneputzen rettet Menschenleben

Die Alltagsrituale, bei denen man etwas für seine Gesundheit tut, sind zahllos. Beispielsweise – bleiben wir beim Zähneputzen – ist es eine große Übung, wenn man während des Zähneputzens auf einem Bein balanciert, und zwar jedes Mal auf dem anderen. Diese scheinbar banale Übung eignet sich hervorragend als Koordinationstraining. Der Gleichgewichtssinn wird gestärkt, so dass man ein besseres Körpergefühl bekommt. Fortgeschrittene schließen dabei die Augen. Diese Übung führt langfristig dazu, dass man in einer unsicheren Situation – auf glattem Untergrund, oder wenn man gestoßen wird – nicht stürzt, sondern leicht das Gleichgewicht wiedergewinnt. Bedenkt man, wie viele alte Menschen, die eigentlich gesund sind, wegen eines Sturzes mit anschließendem Oberschenkelhalsbruch an den Folgen des erzwungenen Liegens letztlich sterben, dann lässt sich mit Fug und Recht behaupten: Hätten diese Menschen ein Leben lang auf diese Weise Zähne geputzt, dann hätten sie bessere Chancen gehabt, nicht zu stürzen und länger zu leben.

Ein Ritual, mit dem wir eine nachhaltige Wirkung erzielen, ist das bewusste, langsame Kauen. Es schafft nicht nur wegen der enzymatischen Wirkung des Speichels auf den Speisebrei eine wichtige Voraussetzung für gesunde Verdauung, sondern schärft auch das Körperbewusstsein. Man konzentriert sich voll auf das Essen und stellt sich dabei vor, dass die eingenommene Nahrung dem Körper gut tut. Während des Essens sollte man sich mit nichts anderem beschäftigen, also auch nicht Zeitung lesen.

Ritual des Kauens

Verbinden Sie jeden Blick in den Spiegel mit einer Kontrolle Ihrer Mundwinkel. Sind Sie nach unten gezogen? Sind die Lippen zusammengepresst? Entspannen Sie den Mund, schließen Sie die Augen, stellen Sie sich vor, Sie seien ruhig und ausgeglichen, und lächeln Sie. Dieser Blick sollte sich so automatisieren, dass Sie schließlich vor einem Schaufenster, ja sogar im Spiegel der Augen Ihrer Mitmenschen zu Ihrem inneren wie äußeren Lächeln finden.
Lächelnd vervielfachen Sie Ihre Energien, denn die lockeren Mundwinkelmuskeln wirken auf das Gehirn zurück und lösen dort eine Entspannungsreaktion aus.

Mundwinkelkontrolle

Eine Streicheleinheit pro Tag

Gewöhnen Sie sich an eine Fußmassage nach dem täglichen Duschbad. Dazu brauchen Sie nichts weiter zu tun, als die Füße mit besonderer Sorgfalt einzucremen.

> **Tipp:**
> **Tägliche Fußmassage**
>
> Nehmen Sie die Füße nacheinander zwischen die Hände und massieren Sie von den Zehen zur Ferse die Unter- und Oberseite, streichen kräftig über die Fußaußenseite, dann zwischen den Zehen entlang und kneten diese einzeln durch. Zum Schluss drücken Sie kräftig von vorn gegen die Zehen und streichen mehrfach über die Fersensehnen.

Da im Fuß die Körpermeridiane enden, stimuliert man mit der Fußmassage wie bei einer Akupressur das gesamte Energieleitsystem.

Sich die Kraft der Natur zu eigen machen

Die Natur verfügt über Energiefelder und Kräfte, die so gewaltig sind, dass sie den Menschen zerstören können. Die Menschheit beobachtet seit Jahrtausenden diese Naturgewalten und hat im Laufe der Zeit erkannt, wie wir diese Kräfte für uns selbst positiv nutzen können. Moderne Messungen beweisen, dass Kirchen, Klöster und andere bedeutende Gebäude an Stellen errichtet wurden, an denen sich starke Energien bündelten. Wer sich dort aufhält, lädt sich mit der natürlichen Energie auf.

Wir Heutigen verfügen nicht mehr über das instinktive Wissen über Kraftorte, und doch können wir uns mit den Energien der Natur stärken, wenn wir ihr unsere Sinne öffnen. Wer früh am Morgen in einer einsamen Waldlichtung den Vögeln lauscht, die feuchten Gerüche einatmet und den Strom zwischen der Erde und den Füßen spürt, wird mit neuer Energie den Wald verlassen. Spüren Sie solchen Kräften nach, legen Sie die Arme um einen gewaltigen Baum, beobachten Sie das Leben in der Erde oder das Flimmern der Luft.

In diesem Zusammenhang möchte ich auf Hans-Magnus Enzensbergers Stück »Ein Dialog über den Luxus« hinweisen, in dem zwei alte Bekannte ein Gespräch über Luxus führen. Der Autor macht einen Trend unserer Gesellschaft aus, demzufolge wahrer Luxus nicht »in Gestalt der fiktiven Luxusgüter, mit denen die Werbung uns verhöhnt«, besteht, sondern in Form von »Ruhe und Sicherheit und von Zeit und Raum«. Einfachheit und Natürlichkeit sind angesagt: im Bereich der Ernährung, der Bewegung und der Entspannung.

Luxus – neu definiert

Auf einen Blick: Mentale Entspannung und Bewusstsein

- Die moderne Lebensweise, insbesondere der Stress, hat unseren Kontakt mit der inneren Stimme verschüttet und unsere somatische Intelligenz blockiert (Seite 138f.).
- Stress kann man mental auflösen (Seite 139f.).
- Ziele sollen realistisch sein (Seite 141).
- Lassen Sie sich nicht entmutigen (Seite 141).
- Etwas Zeit für die Gesundheit findet sich immer (Seite 142).

- Visualisierungen und Affirmationen unterstützen das Erreichen von Zielen (Seite 142).
- Im Ruhezustand ist das Gehirn leistungsfähiger (Seite 143f.).
- Beim Laufen kommt man zur Ruhe und kann Probleme lösen (Seite 144f.).
- Mit Monotonie, z.B. durch Mantras, lässt sich ein unruhiger Geist beruhigen (Seite 145).
- Nehmen Sie in Stresszeiten Ihre Umwelt aus einer anderen Perspektive wahr (Seite 145).
- Die Atmung ist das stärkste Beruhigungsinstrument (Seite 145f.).
- Die tiefe Bauchatmung entspannt Körper und Seele (Seite 146).
- Die progressive Muskelrelaxation entspannt den ganzen Körper (Seite 147).
- Mit einem Salzbad kann man der Reizüberflutung begegnen (Seite 148).
- Ein zehnminütiger Mittagsschlaf ist eine Quelle tiefer Regeneration (Seite 149f.).
- Gesundheitsmaßnahmen kann man durch Rituale in den Alltag integrieren, z.B. einbeinig Zähneputzen, sorgfältig kauen, Mundwinkelkontrolle beim Blick in den Spiegel, Fußmassage nach dem Duschen u.a. (Seite 151ff.).

AUSBLICK: DIE LEBENSFREUDE WECKEN

Mit meinem Programm verfolge ich das Ziel, meinen Klienten und Lesern mehr Lebensfreude zu vermitteln – durch einen Zuwachs an Energie und lustvoller Körperlichkeit. Zu diesem Zweck ist es erforderlich, auf den Körper zu hören, seinen Signalen zu folgen und, falls nötig, seine Sprache neu zu erlernen.

Körperbewusste Menschen erkennen, wann sie welche Bewegung brauchen, um sich wohl zu fühlen. Sie wissen auch, wann die Zeit gekommen ist, dem Bedürfnis nach Entspannung nachzugeben, oder welche Speise ihnen gut tut. Ein starkes Leistungskonzept orientiert sich an dem Prinzip des Lebens und der Natur, das geprägt ist von einem ständigen Wechsel zwischen Gegensätzen: auf und ab, Entspannung und Anspannung, Ruhe und Leistung, Yin und Yang. Die Kunst des Lebens besteht darin, zwischen den beiden Polen hin und her zu schalten, Polaritäten zu kombinieren, Gegensätze sich nicht ausschließen, sondern ergänzen zu lassen. Auf Anspannung muss immer die Entspannung folgen, damit Leistung erbracht werden kann. Deshalb gehört zu einem energievollen Leben sowohl die körperliche Aktivität als auch die meditative Entspannung und Versenkung.

Ständig zwischen den Gegensätzen wechseln

Lassen Sie mich das Bild des Zuges noch einmal aufgreifen: Wenn er erst anrollt, reicht ein Streichholz, um ihn zu stoppen. Befindet er sich aber in voller Fahrt, so ist er kaum noch aufzuhalten. Betrachten wir doch die Vielzahl an Menschen mit Bandscheibenvorfällen oder Herzinfarkt. Hätten sie am Anfang der Fehlentwicklung eingegriffen, wären sie gesund geblieben. Aber um eingreifen zu können, muss man erst einmal erkennen, dass der Zug ins Rollen gekommen ist, und hierfür sind die Aufmerksamkeit und ein Gespür für den Körper und seine Prozesse wichtig.

Gelegenheiten bieten sich überall

Wenn Sie sich mit wachem Blick nach Gelegenheiten umsehen, in denen Sie sich aufrichten, stärken, energetisieren oder entspannen können, werden Sie unzählige finden. Vielleicht sammeln Sie diese sogar schriftlich. Einfache Minutenübungen, regelmäßig ausgeführt, wirken Wunder: sich gerade aufrichten, tief in den Bauch atmen, den Panterstand einnehmen (siehe Seite 77), die Hände überstrecken (siehe Seite 98f.). Suchen Sie die Treppen, wenn sich Ihnen ein Fahrstuhl oder eine Rolltreppe anbietet ... Immer schon waren die einfachsten Dinge die wirkungsvollsten.

Jeder kann es

Sich fit machen kann jeder, egal ob mit zwanzig oder siebzig. Seit einigen Jahren trainiere ich einen Querschnittsgelähmten. Wegen eines Unfalls, der ihn seit seinem achten Lebensjahr an den Rollstuhl fesselt, kann er zwar nicht laufen, aber dafür spannt er seine Muskeln im oberen Körperbereich systematisch an. Er bewegt seinen Rollstuhl mit der Hand und erzielt so eine ausreichende Fettverbrennung. Durch bewussten Einsatz von Oberkörpermuskeln kann man z.B. auch bei extrem langsamem Gehen Fettverbrennung betreiben. Sobald man eine bestimmte Anzahl von Muskeln anspannt – und jeder spannt diejenigen an, die er anspannen kann –, erhöht man den Puls, auch in der langsamen Bewegung.

Dieses Beispiel zeigt, dass buchstäblich jeder seinen Körper trainieren kann. Gedanken wie »Das kann ich nicht mehr, ich bin schon zu alt dafür« sind nicht zulässig. In jedem Menschen stecken Potenziale, die es zu entdecken und zu fördern gilt. Nutzen Sie die Ihren, um lange, gesund und glücklich zu leben!

**Praxisbeispiel:
Vom Vorruheständler zum Samurai**

Stefan H., Bibliothekar aus München, wurde aufgrund seines allgemein schlechten Gesundheitszustandes mit 47 Jahren in den Vorruhestand geschickt. Doch er gab sich nicht auf, sondern fing an Sport zu treiben. Er mutierte von einem gebeugten Menschen von 1,78 Meter Körpergröße zu einem 1,83 Meter großen Mann mit neuem Selbstbewusstsein. Er wurde ein hervorragender Schwertkämpfer. Heute kann man ihn im Englischen Garten beim Zelebrieren seiner Übungen mit dem Samuraischwert bewundern.

Geist und Körper kann man sich als ein Gespann vorstellen, das im günstigen Fall in ständigem Dialog steht. Der Geist ist der Chef, der Körper wie ein Angestellter, der gelenkt wird. Ich erwähne den »günstigen Fall«, denn leider ist dieses Verhältnis bei vielen Menschen gestört, die sich in ihrem Verhalten vom Körper steuern lassen.

Das Wichtigste bei der Gesundheitsvorsorge ist, dem Körper zu signalisieren, wie bedeutsam er ist. Ob dies mit der Ernährung, dem bewussten Kauen, der Atmung oder regelmäßigen Übungen geschieht, ist gar nicht entscheidend. Durch den bewussten Umgang mit dem Körper, durch seine Pflege, setzt man Zeichen der Wertschätzung, die der Körper zurückgibt. Wenn wir unseren Körper grundsätzlich als Partner und Freund be-

Unser Körper – ein Freund und Partner

handeln, kommt es nicht darauf an, sich sklavisch einem strengen Gesundheitssystem zu unterwerfen. Wenn wir unsere Entscheidungen überwiegend im positiven Bereich fällen und also unsere Gesamtbilanz stimmt, dann sind wir auf einem guten Weg.

Jeder ist für sich selbst verantwortlich. Ein langes Leben in Gesundheit ist kein Geschenk, das uns in den Schoß fällt. Weder der Zufall noch unsere Gene sorgen dafür, sondern vor allem unsere Lebensweise, für die wir die volle Verantwortung tragen. Diese lässt sich weder an Ärzte noch an die Pharmaindustrie delegieren, ganz im Gegenteil. Ärzte werden in der Regel aktiv, wenn eine Fehlentwicklung schon längst stattgefunden hat, und die Pharmaindustrie verdient ohnehin an und mit der Krankheit.

Das Resonanzprinzip

Man bekommt das zurück, was man gibt. Stellen Sie sich vor, was Ihr Körper Ihnen zurückzugeben hat, nachdem Sie 30 Jahre lang geraucht haben. Das ist so, als ob Sie täglich ins Restaurant gehen, dort aber nicht bezahlen, sondern anschreiben lassen, und nach 30 Jahren bekommen Sie die Rechnung präsentiert: ein Betrag von zigtausend Euro, der Sie – im übertragenen Sinn – umhaut. So wie der Wirt anschreibt, so merkt sich auch der Körper jede Zigarette. Er vermag die Schädigung lange zu kompensieren. Aber sein Gedächtnis ist das eines Elefanten, und irgendwann ist der Punkt da, an dem es einen – und zwar ganz im wörtlichen Sinn – umhaut.

Leider reicht das Vorstellungsbewusstsein vieler Menschen nicht aus, um sich die Konsequenzen solch schädlicher Verhaltensweisen vor Augen zu führen. Sie denken nur an die Gegenwart. Was die Zukunft bringt oder ob ihr Verhalten ihr Leben um Jahre verkürzt, ist für sie zu abstrakt, als dass sie sich dadurch in ihrem Lebenswandel beeinflussen lassen. Und so sind sie dann nicht vorbereitet auf den Moment, in dem ihnen die Rechnung präsentiert wird: in Form eines Herzinfarkts, Schlaganfalls, einer Krebsdiagnose oder anderer Erkrankungen.

Dabei lässt sich eine solche Entwicklung so leicht vermeiden! Lassen Sie mich für alle »Körper-Anfänger« folgende Leitlinie formulieren: Um Ihren Körper sportlich optimal zu versorgen, reicht es, täglich ungefähr 30 Minuten lang Ausdauerübungen und im Anschluss ein Mischprogramm von zehn Minuten Kraft- und Ausgleichstraining zu machen. Der ideale tägliche Einsatz liegt also bei einem Zeitaufwand von 40 Minuten. Einfache gesunde Ernährung und der sinnvolle Wechsel zwischen Anspannung und Entspannung vervollständigen das Programm für ein langes, energievolles Leben in Gesundheit.

Der ideale Einsatz

Und vergessen Sie nicht, das Leben zu genießen: sich immer wieder den Augenblick zu vergegenwärtigen. Spüren Sie nach, wie Sie sich fühlen, genießen Sie Ihre Gesundheit, freuen Sie sich über den Zustand der Ruhe, in den Sie mit Hilfe einer Entspannungsübung gelangt sind. Machen Sie sich all das Gute, das Sie sich gönnen, immer wieder bewusst. Gesundheit und Freude sind kein selbstverständliches Gut, sondern ein besonderes Geschenk, das gepflegt werden will. Sie selbst haben daran einen großen Anteil.

Die Ewigkeit dauert drei Sekunden

Wissenschaftler haben ermittelt, dass die Wahrnehmung von Gegenwart sich auf einen Zeitraum von drei Sekunden bezieht. Erleben Sie diese Gegenwart besonders intensiv in Ihren glückvollen Momenten und weiten Sie sie auf die Ewigkeit aus. Einer, der mir in dieser Hinsicht ein großartiger Lehrer war, mein Vater Xaver Eberl, sagte einmal zu mir: »Bua, du hast dein ganzes Leben vor dir. Nimm es gelassen. Ärger dich nicht, wenn du Fehler machst. Entspann dich. Lass dich nicht einwickeln von Geld. Suche nach Gelegenheiten, wo kein anderer sucht. Nimm nicht alles so ernst. Lach über dich und die Welt. Sei mutig und hör niemals auf, für das zu kämpfen, was du liebst. Ehrlichkeit zahlt sich immer aus, ebenso Stolz und Ehre. Lebe immer im Augenblick, nicht in der Vergangenheit und schon gar nicht in der Zukunft. Was zählt, ist das, was du gerade tust.«

Zum Abschluss dieses Buches möchte ich Walt Whitmans Definition von Gesundheit zitieren, die genau das wiedergibt, was ich empfinde und was ich jedem meiner Leser wünsche:

Was ist Gesundheit?

»In jener Verfassung wird der Körper in einen Zustand erhoben, der anderen unbekannt ist – innen und außen erleuchtet, gereinigt, gefestigt, stark und zugleich leicht.
Ein einzigartiger Charme, der über Schönheit hinausgeht, strahlt aus dem Gesicht und über dieses hinaus – eine sonderbare Transparenz leuchtet in den Augen – auch die Stimmung hat daran teil.
Das Spiel des Körpers in der Bewegung erreicht eine zuvor unbekannte Anmut. Sich zu bewegen bedeutet Glück und ist ein Vergnügen, ebenso wie zu atmen und zu sehen. Alle vorherigen Vergnügungen, alkoholische Getränke, Drogen, Nikotin und durchzechte Nächte erscheinen dann wie quälende Träume.«

ANHANG

Mein perfekter Tag

Mein perfekter Tag beginnt gleich nach dem Aufwachen. Ich räkele mich und gebe mir fünf Minuten für Bettübungen, zumeist zur Stabilisierung des unteren Rückens (siehe Seite 95f.). Nach dem Aufstehen trinke ich einen halben Liter Wasser mit einem Teelöffel Sole.
Dann begebe ich mich ins Freie und laufe 30 Minuten. Am schönsten ist der Morgenlauf im Frühling nach Sonnenaufgang, wenn alle noch schlafen und die Vögel besonders melodiös singen. Nach dem Lauf mache ich zehn Minuten lang ein kombiniertes Kraft- und Beweglichkeitstraining.
Anschließend frühstücke ich Obst.
Die Fahrt zum Büro nutze ich für Atemübungen (siehe Seite 145f.). Dort angekommen, mache ich einen Körper-Check (siehe Seite 39f.). Ich trinke viel Wasser, und wenn ich Hunger habe, esse ich einen Frischkornbrei.
Habe ich den Tag so begonnen, kann kommen, was mag – und sei es ein Geschäftsessen im Hofbräuhaus.

Literatur

Baschab, Thomas: Träume wagen. München 2001
Boeckh-Behrens, W.-U. / Buskies, W.: Fitness-Krafttraining. Die besten Übungen und Methoden für Sport und Gesundheit. Hamburg ^{3}2001
Bruker, M.O.: Unsere Nahrung unser Schicksal: Lahnstein ^{30}1998
Collier, Renate: Milchallergie. Eine unterschätzte Gefahr. Bad Schönborn 2002
Dobler, Günter / Birkholz, Waldemar: Gesundheit maßgeschneidert mit dem Muskeltest. Kirchzarten bei Freiburg 1999
Enzensberger, Hans-Magnus: »Ein Dialog über den Luxus« in: Wiedeking, Wendelin: Das Davidprinzip. Frankfurt 2002
Flemming, Gerda: Die Methode Dorn. Eine sanfte Wirbel- und Gelenktherapie. Bielefeld 2001
Grimm, Hans-Ulrich: Die Suppe lügt. Die schöne neue Welt des Essens. Stuttgart ^{5}1998
Grimm, Hans-Ulrich / Zittlau, Jörg: Vitaminschock. Die Wahrheit über Vitamine: Wie sie nützen, wann sie schaden. München 2002
Jung, C.G.: Briefe 1956-1961. Dritter Band. Olten und Freiburg/Br. ^{3}1990
Kunhardt, Gert und Marlen: Das Minutentraining. Fitness für den ganzen Menschen. Wuppertal ^{2}2001
v. Laffert, Simone / Schiffer, Monika: Vorsicht gesund. Orientierung im Gesundheitsdschungel. München 2003
Löhr, Jörg / Spitzbart, Michael / Pramann, Ulrich: Mehr Energie fürs Leben. München 2000

Luijpers, Wim / Nagiller, Rudolf: Gentle Running. Hamburg 2003

Moerman, C. / Breuß, R.: Krebs. Leukämie und andere scheinbar unheilbare Krankheiten – mit natürlichen Mitteln heilen. Braunschweig ^{10}2000

Montignac, Michel: Essen gehen und dabei abnehmen. München ^{9}1999

Pollmer, Udo / Warmuth, Susanne: Lexikon der populären Ernährungsirrtümer. Frankfurt 2000

Popp, Fritz-Albert: Die Botschaft der Nahrung. Frankfurt ^{4}2002

Sears, Barry / Lawren, Bill: Das Optimum: Die Sears-Diat. Für optimale körperliche und geistige Leistungsfähigkeit. München 2000

Simons, Anne: Die Gesundheitsbibel. München ^{2}2001

Strunz, Ulrich: Forever young. München ^{16}2003

Zulley, Jürgen / Knab, Barbara: Unsere Innere Uhr. Natürliche Rhythmen nutzen und der Non-Stop-Belastung entgehen. Freiburg i.Br. 2000